Rehabilitation und Prävention 2

W. Augsburger W. Herrmann F. Knapp
H.-J. Küppers H. P. Tews E. Wiedemann

Rehabilitation
Praxis und Forschung

Mit einem Geleitwort von W. Boll

Mit 23 Abbildungen

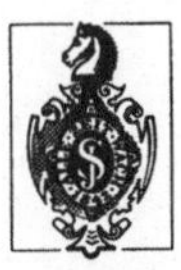

Springer-Verlag
Berlin Heidelberg New York 1977

Stiftung Rehabilitation
Heidelberg 1977

ISBN-13: 978-3-540-08311-5 e-ISBN-13: 978-3-642-95302-6
DOI: 10.1007/ 978-3-642-95302-6

Library of Congress Cataloging in Publikation Data. Main entry under title. Rehabilitation: Praxis und Forschung. (Rehabilitation und Prävention; 2) Includes bibliographies and index. 1. Rehabilitation -- Germany, West -- Addresses, essays, lectures. 2. Rehabilitation research -- Germany, West -- Addresses, essays, lectures. 3. Rehabilitation Counseling -- Addresses, essays, lectures. 4. Physically handicapped -- Rehabilitation -- Germany, West. I. Augsburger, W. HD 7256.G3R43 362.8'5 77-23380.

Softcover reprint of the hardcover 1st edition 1977

Geleitwort

In den beiden zurückliegenden Jahrzehnten wurde die Rehabilitation in der Bundesrepublik zu einem System entwickelt, das sich für die Bewältigung eines gesellschaftlichen Problems erster Ordnung als brauchbar erwiesen hat. Dieses Problem besteht darin, die etwa 1,8 Millionen Menschen umfassende Gruppe der Frühinvaliden, also Behinderte im berufsfähigen Alter, durch rehabilitative Maßnahmen jeglicher — das heißt medizinischer, pädagogischer und sozialer — Art, über eine „restitutio (oder Institutio) ad optimum" in einen Stand zu versetzen, der für die Betroffenen eine bestmögliche Lebensbilanz herstellt und damit auch für die Gesellschaft, in die sie als aktive Glieder ein- oder zurückkehren sollen, ideellen und materiellen Gewinn bedeutet.
Im übertragenen Sinne gilt dies auch für behinderte Kinder. Jährlich sind es 80 000, die neu hinzukommen. Davon leiden etwa 40 000 an einer in der frühen Kindheit erworbenen Krankheit, ebensoviele an einer schon von Geburt an bestehenden Behinderung. Ziel unserer rehabilitativen Anstrengungen müssen aber auch bisher weithin vernachlässigte Gruppen werden, wie zum Beispiel alte Menschen, Behinderte mit bösartigen Erkrankungen, Verhaltensgestörte und Süchtige.
Wir sind heute noch nicht in der Lage, allen Behinderten die rehabilitativen Kapazitäten zur Verfügung zu stellen, deren sie bedürfen, um ein Ziel zu erreichen, das wir uns angesichts der von Medizin, Psychologie, Soziologie, Technik und Technologie gebotenen Mittel und Möglichkeiten realistischerweise setzen dürfen. Wir können aber erwarten, daß durch das Schließen von Lücken der Gesetzgebung Voraussetzungen auf der Grundlage des bereits Vorhandenen noch besser zur Geltung kommen. Überdies stehen bereits Organisationsstrukturen zur Verfügung, die den bedarfsgerechten Ausbau unseres Rehabilitationssystems in Etappen erlauben, bestimmt durch die Bereitstellung der erforderlichen Geldmittel. Nichtsdestoweniger ist schon jetzt für eine große Zahl von Behinderten der Weg in die umfassende Rehabilitation offen. Um dafür zu sorgen, daß sie diese Chance wahrnehmen, bedarf es nicht nur der Information der Betroffenen. Es ist vor allem notwendig, diejenigen mit den Mitteln und Möglich-

keiten, die mit dem „Instrument Rehabilitation“ gegeben sind, vertraut zu machen, zu deren Aufgabe es gehört, Rehabilitation anzubieten und den Rehabilitationsprozeß zu planen, auszulösen, durchzuführen, verantwortlich zu kontrollieren und abzuschließen. Dies muß in einer so umfassenden und gründlichen Weise geschehen, daß Kenntnisse zum Wohl der Patienten und Rehabilitanden stets dem neuesten Wissensstand entsprechend umgesetzt und angewendet werden können.
Diesem Zweck soll eine Schriftenreihe dienen, die Rehabilitation und Prävention unter den Aspekten aller beteiligten Fachdisziplinen präsentiert und damit auch dazu beitragen wird, das Verständnis dieser Disziplinen untereinander zu fördern und über die fachinterne Forschung hinaus zu gemeinsamer wissenschaftlicher Arbeit mit dem Ziel einer ständigen Qualifizierung der Rehabilitation anzuregen.
Gleichzeitig wird die Vermittlung einer Synopsis des komplexen Wirkungsgefüges der Rehabilitation angestrebt, die die Position und Funktion der Einzelbereiche und ihre Beziehungen zueinander erkennen läßt. Der Verwirklichung dieser Absicht dienen die Beiträge in dem vorliegenden Band. Die Rehabilitation wird so darzustellen versucht, wie sie heute in der Bundesrepublik weithin verstanden und geübt wird.
Für die Initiative zu dieser Reihe und für die Bereitschaft, dieses Vorhaben maßgeblich zu tragen, gebührt dem Springer-Verlag besonderer Dank.

Heidelberg, Juni 1977

Werner Boll
Vorsitzender des Vorstandes der
Stiftung Rehabilitation

Inhaltsverzeichnis

Rehabilitation und Medizin (E. Wiedemann) *1*

1. Einleitung *1*

2. Begriffe *2*
2.1. Rehabilitation *3*
2.1.1. Medizinische Rehabilitation *4*
2.1.2. Berufliche Rehabilitation *4*
2.1.3. Soziale Rehabilitation *4*
2.2. Behinderter und Behinderung *5*

3. Synopsis *5*

4. Rehabilitationseinrichtungen *7*

5. Der Rehabilitationsprozeß *9*

6. Übergeordnete Ziele und Aufgaben *12*

7. Schluß *14*

Literatur *15*

Rehabilitation und Psychologie (F. Knapp) *16*

1. Fragestellung *16*
1.1. Der politische Begriff von Rehabilitation *16*
1.2. Rehabilitation als wissenschaftlicher Begriff *16*

2. Psychologische Aspekte der Rehabilitation *18*
2.1. Die Akutphase *19*
2.2. Zur Rehabilitationsvorbereitung *20*
2.3. Berufliche und schulische Rehabilitation *21*
2.3.1. Psychologie und Sonderpädagogik *21*
2.3.2. Rehabilitation und Sozialisation *22*
2.4. Soziale und berufliche Integration *22*

3. Psychodiagnostik in der Rehabilitation *23*
3.1. Berufsbezogene Diagnostik *23*
3.2. Funktionsbezogene Diagnostik *24*
3.3. Persönlichkeitsdiagnostik *25*

4. Psychotherapie *26*
4.1. Der psychoanalytische Ansatz im Rahmen der Rehabilitationstherapie *26*

4.2. Die nicht-direktive Gesprächstherapie im Rahmen der Rehabilitation *27*
4.3. Verhaltenstherapie im Rahmen der Rehabilitation *27*
4.4. Gruppentherapeutische Verfahren in der Rehabilitation *28*

5. Zukunft der Rehabilitationspsychologie *28*

Literatur *29*

Rehabilitation und Soziologie (H. P. Tews) *30*

1. Ausbildung in und Lehrfunktionen der Soziologie *32*

2. Systematisiertes Wissen? *34*

3. Zur Praxisrolle *39*

4. Soziologische Forschungsfragen *41*

Literatur *47*

Rehabilitation und Pädagogik (W. Herrmann) *50*

1. Problemstellung *50*

2. Pädagogik, Schule und Rehabilitationsprozeß *51*
2.1. Früherkennung und Frühförderung *52*
2.2. Schulische Bildung und Erziehung *52*
2.2.1. Schulsysteme *52*
2.2.2. Bildungsorganisation *53*
2.2.3. Curriculumentwicklung *53*
2.2.4. Berufs- und Lebensvorbereitung *54*

3. Pädagogik und berufliche Rehabilitation *54*
3.1. Berufsforschung und Curriculumentwicklung *55*
3.2. Ausbildungssysteme *55*
3.3. Lernorganisation *55*
3.4. Berufliche Rehabilitationssysteme *56*
3.4.1. Berufsbildung behinderter Jugendlicher *56*
3.4.2. Berufsbildung behinderter Erwachsener *57*

4. Pädagogik und Forschung in der Rehabilitation *58*

Literatur *59*

Rehabilitation und Technik (H.-J. Küppers) *60*

1. Einleitung *60*

2. Systematik technischer Probleme in der Rehabilitation *60*

2.1. Behinderungsart und ihre Auswirkung *60*
Funktionsausfall, Häufigkeitsverteilung
2.2. Einsatzbereiche *62*
Unterricht, Arbeitsplatz; Haushalt, Wohnung; Fortbewegung, Transport; Kommunikation; Sport, Freizeit
2.3. Umwelt *63*
Bauwesen, Städtebau; Verkehr; Gebrauchsgüterindustrie
2.4. Verfügbarkeit *63*
Normung; industrielle Fertigung; individuelle Anpassung und Herstellung; Dokumentation und Beratung; Forschung und Entwicklung

3. Schlußbetrachtung *64*

Rehabilitation und Informatik (W. Augsburger) *66*

1. Gesellschaftspolitische Überlegungen *67*
1.1. Informatik und Gesellschaft *67*
1.1.1. Die Verantwortung des Informatikers *67*
1.1.2. Die Bedeutung der Informatik für die Gesellschaft *68*
1.2. Informatik im Dienste der Rehabilitation *70*
1.2.1. Gründe für die Nutzung der Informatik *70*
1.2.2. Computereinsatz in der schulischen und beruflichen Rehabilitation *71*

2. Instrumente der Informatik *72*
2.1. Methoden und maschinelle Instrumente *70*
2.1.1. Modellbildung *70*
2.1.2. Beschreibung von Miniwelten *76*
2.2. Beschreibung komplexer Sachverhalte *81*
2.2.1. Das Bausteinprinzip *81*
2.2.2. Beispiele aus der Rehabilitation *82*

3. Anwendungsbeispiele der Informatik in der Rehabilitation *87*
3.1. Rationelle Instrumentarien für die computerunterstützte Ausbildung und Aufbau von Datenbanken *88*
3.1.1. Funktionspaket *88*
3.1.2. Dialogstationen und Datenfernübertragung für die CUA *89*
3.1.3. EXIS — ein benutzerfreundliches Datenbanksystem *89*
3.2. Datenbanksystem für das Rehabilitationszentrum Neckargmünd *90*
3.2.1. Umfeld und Aufgaben des Datenbanksystems *90*
3.2.2. Realisierung des Datenbanksystems *91*
3.3. EDV im Blindendruck *92*
3.4. Autogut — computerunterstützte Gutachtenerstellung *93*
3.5. Modell eines Rechnerverbundnetzes für CUA in der Rehabilitation *94*

3.6. Aufbau einer Programmbibliothek für statistische Verfahren *95*
3.7. Notenbank, ein Programmsystem zum Speichern und Verwalten von Leistungsnoten *95*
4. Schlußbemerkungen *97*
Literatur *97*

Sachverzeichnis *99*

Liste der Mitarbeiter

Priv.-Doz. Dr. Walter Augsburger
Stiftung Rehabilitation Heidelberg
Postfach 101 409
6900 Heidelberg

Prof. Werner Herrmann
Stiftung Rehabilitation Heidelberg
Postfach 101 409
6900 Heidelberg

Dr. Franz Knapp
Südwestdeutsches Rehabilitationszentrum
für Kinder und Jugendliche
Stiftung Rehabilitation Neckargmünd
Im Spitzerfeld 25
6903 Neckargmünd

Dr. Hans-Jochen Küppers
Stiftung Rehabilitation Heidelberg
Postfach 101 409
6900 Heidelberg

Dr. Hans Peter Tews
Stiftung Rehabilitation Heidelberg
Postfach 101 409
6900 Heidelberg

Prof. Dr. Elmar Wiedemann
Stiftung Rehabilitation Heidelberg
Postfach 101 409
6900 Heidelberg

Rehabilitation und Medizin

E. Wiedemann

1. Einleitung

Seit es Ärzte gibt, ist ihr Verhältnis zur Gesellschaft durch die rationalen und irrationalen Erwartungen und Ansprüche bestimmt, mit denen ihnen die Öffentlichkeit gegenübertritt. Wer annimmt, daß sich in unserer Zeit der Dialog zwischen Arzt und Öffentlichkeit mehr in der Kategorie des Rationalen abspielt, der irrt,

— denn einmal führt die von den modernen Medien geförderte Popularisierung von Wissenschaft, Forschung, Technik und Technologie beim Publikum zu übertriebenen Erwartungen hinsichtlich dessen, was die Medizin — vertreten durch den Arzt — zu leisten vermag;

— zum andern besteht eine erhebliche Diskrepanz zwischen theoretisch Möglichem und wirklich Machbarem, weil es kein Medizinsystem gibt, welches über ausreichende Mittel verfügt, um den Prozeß, der zwischen wissenschaftlicher Erkenntnis und deren Anwendung zum Nutzen des Leidenden liegt, so schnell und so wirksam zu bewältigen, daß sich kein Ansatz für Kritik und Polemik bietet.

— Und schließlich wird Selbstverständnis und Selbsterklärungsvermögen der Menschen unserer Gesellschaft durch eine Flut von Informationen derart differenziert und geschärft, daß heute breite Schichten in der Lage sind, ihre Probleme zu verbalisieren und — gestützt auf ihr verfassungsmäßiges Recht — Hilfe bei deren Lösung zu verlangen. Dabei wird der Arzt häufig mit Recht, aber ebensooft zu Unrecht, als Adressat gewählt.

Das hat dazu geführt, daß wir in einer „Phase voll von Jatrokomplexität" leben, Komplex im dreifachen Sinn:

— „Die Mittel werden immer vielfältiger, aufwendiger, unübersichtlicher;

— der Mensch wird immer bedürftiger, anfälliger und abhängiger;

— die Relation von gesund und krank wird immer vielschichtiger, ambivalenter, zweideutiger" [1].

Nun ist zu fragen, ob der Arzt *dem* Teil der Erwartungen und Forderungen entspricht, die man heute rechtmäßigerweise an ihn stellt. Das ist unter anderem die Frage, ob er über das bloße Kurieren hinaus seine Aufgabe auch darin sieht, einen Beitrag zur Rehabilitation, das heißt zur umfassenden Wiedereingliederung seines chronisch behinderten Patienten in die Gesellschaft zu leisten, aber auch danach, ob er ihr gewachsen ist.

Die sich bei der Rehabilitation ergebenden Aufgaben beinhalten manches, was die meisten Ärzte schon immer im Rahmen des seelsorgerischen oder sozialpflegerischen Teils ihrer Tätigkeit zu bewältigen versuchen, heutzutage häufig mit mäßigem oder ausbleibendem Erfolg. Derartiges Versagen liegt nicht in einem Mangel an gutem Willen, sondern mehr im Fehlen ausreichender Kompetenz, Kapazität und Information auf Seiten des Arztes für Aufgaben, die nicht ausschließlich medizinischer Natur sind.

Die *Kompetenz* für die zufriedenstellende Lösung von Problemen, welche sich bei der Rehabilitation ergeben, kann unmöglich vom Arzt allein gefordert werden. Sie ist durch eine Reihe von Fachdisziplinen zu liefern, deren wichtigste neben der Medizin die Psychologie, Soziologie, Sozialpädagogik-Sozialarbeit und Pädagogik sind. Daraus ergibt sich die Notwendigkeit zur Bereitstellung rehabilitativer (resozialisierender oder reintegrierender) *Kapazitäten,* damit sind Personen und Einrichtungen gemeint, in allen genannten Bereichen.

Neu ist also, daß eine Aufgabe — hier die der Rehabilitation — welche früher wie selbstverständlich, weil niemand sonst zur Verfügung stand, dem Arzt zufiel, heute von einer Reihe verschiedener Fachbereiche getragen werden muß. Das Feld der Rehabilitation wird immer deutlicher durch multidisziplinäre Aktivitäten und interdisziplinäre Kooperation bestimmt. Noch zu wenigen ist bewußt, daß die Medizin damit eine Ergänzung und Ausweitung ihrer Mittel und Möglichkeiten erfährt, die erlauben, das Rehabilitationsziel viel weiter zu stecken, als zu der Zeit, in der sie ausschließlich auf ihr eigenes Leistungsvermögen angewiesen war.

Wenn zutrifft, daß manche Ärzte durch Erwartungen, Ansprüche und Kritiken, denen sie sich gegenübersehen, hinsichtlich ihrer Rolle unsicher sind, dann liegt eine der Ursachen darin, daß sie über neue Entwicklungen auf ihrem eigenen Gebiet, sowie in benachbarten und assoziierten Bereichen nicht ausreichend genug informiert sind, um die dort gebotenen Chancen zugunsten ihrer Patienten voll auszuschöpfen.

Diese Arbeit ist ein Beitrag zur Beseitigung solchen Informationsmangels in Form einer Betrachtung der Rehabilitation vor dem Hintergrund der Medizin. Sie soll mithelfen Unsicherheiten abzubauen, die häufig entstehen, wenn es gilt, rehabilitative Konzepte, Rehabilitationsgesetzgebung oder einfach Rehabilitations-Indikationen in rehabilitatives Handeln umzusetzen. Sie soll zeigen, in welcher Beziehung die Rehabilitation zur Medizin steht und wie sie dem Patienten zu erschließen ist.

2. Begriffe

Es gibt zahlreiche mehr oder weniger gelungene Versuche, eine wissenschaftstheoretischen Forderungen entsprechende Definition des Begriffes Rehabilitation zu erarbeiten. Dies erklärt sich unter anderem aus der Tatsache, daß für die Darstellung des Begriffes Rehabilitation am Individuum orientierte Größen herangezogen werden müssen — wie Eingliederung, Gesundheit, Wohlbefinden, Zufriedenheit, Motiviertheit, usw. — die nur ungenügend beschrieben werden können, weil es sowohl an einheitlichen und ausreichenden Kriterien als auch an exakt erfaßbaren Parametern fehlt.

Da es noch keine einheitliche Definition gibt, könnte die Beschäftigung mit diesem Thema leicht in einen semantischen Sumpf führen. So wichtig diese Aufgabe ist, sie kann hier nicht in Angriff genommen werden, da das Aufstellen von Definitionen geeignet ist, Kontroversen auszulösen. Hier soll aber zur Übereinstimmung in *den* Bereichen der Rehabilitation hingeführt werden in denen dies möglich erscheint. Darum wird im Sinne des erwähnten Vorhabens der Versuch unternommen, Grenzen und Funktionen des Wirkungsgefüges Rehabilitation, sowie seine Schnittstellen und Berührungspunkte mit dem System Medizin, so zu zeigen, daß die Rehabilitation als ein Instrument sui generis erkennbar wird. Damit werden Hinweise geliefert, wie dieses Instrument zu benutzen ist und was es leisten kann, das heißt der operationale Aspekt wird in den Vordergrund gerückt. Unter diesem Gesichtspunkt sind die unvermeidbaren Erklärungen einiger Begriffe zu sehen, wie sie im folgenden abgegeben werden.

Wer über Medizin in Verbindung mit Rehabilitation etwas aussagen möchte, muß mit Begriffen hantieren, von denen der eine sehr alt und von Anfang an mit der Geschichte der meisten uns bekannten Kulturen und Zivilisationen verbunden ist, während der andere — soweit er in Verbindung mit der Medizin erscheint — erst seit etwa 140 Jahren gebraucht wird, noch teilweise unbekannt ist oder in seiner Bedeutung eine falsche Bewertung erfährt. Darüber hinaus hat man sich daran zu erinnern, daß die Medizin hinsichtlich ihrer Methoden und Techniken und damit auch, was ihre Möglichkeiten, Ziele und Aufgaben angeht, Veränderungen unterworfen ist, die nicht nur als eine Funktion der zivilisatorisch-technischen Entwicklung, sondern auch des sozio-kulturellen Standes der Gesellschaft, von der sie getragen wird, anzusehen sind. Das trifft auch für die „junge" Rehabilitation zu. Die Schwierigkeiten beim Umgang mit diesem Begriff sind damit aber noch nicht vollständig erklärt, denn sie sind — im Gegensatz zu dem der Medizin — auch wesentlich dadurch bestimmt, daß hinsichtlich der Aufgaben und Ziele der Rehabilitation nicht nur unter Medizinern, sondern auch den ebenfalls beteiligten Psychologen, Pädagogen und Soziologen noch uneinheitliche Auffassungen bestehen. Der Grund liegt einmal darin, daß es sich sowohl bei der Medizin als auch bei der Psychologie, der Soziologie und der Pädagogik *in der Rehabilitation* um in Entwicklung begriffene Disziplinen handelt, deren wissenschaftliches Instrumentarium gerade erst auf- und ausgebaut wird, zum andern und vor allem aber — hier liegt ein rehabilitationsspezifisches Problem vor — ist die interdisziplinäre Kooperation der genannten Fachbereiche auf allen Ebenen (zum Beispiel konzeptual, diagnostisch, therapeutisch) häufig noch schlecht organisiert und damit ineffizient.

2.1. Rehabilitation

Das Adjektiv *habilis* bedeutet „handlich", „geschickt". Das Substantiv *habilitas* ist mit „geschickte Anlage" zu übersetzen. Rehabilitation ist also die Wiederherstellung einer geschickten, nützlichen Anlage; im übertragenen Sinne ist nach unserem Sprachgebrauch darunter auch die Wiedereinsetzung in den früheren Stand und in frühere Rechte zu verstehen. In der Rehabilitationswirklichkeit kann das nicht eine restitutio ad integrum bedeuten, vielmehr sollte man von einer restitutio ad optimum sprechen. Diese Art der Zielumschreibung würde dann auch dem, wenn auch selten vorkommenden, Umstand Rechnung tragen, daß Rehabilitation beim Behinderten zu einem Zustand führen kann, der gegenüber dem vor der „Dehabilitation" bestehenden als günstiger anzusehen ist.

Ein einfaches Beispiel hierfür ist der Konditor mit Mehlstauballergie, der aus Gründen, die mit der allergischen Diathese nichts zu tun haben, in seinem Beruf nie recht glücklich war, welcher aber, nach einer Rehabilitation einschließlich Berufsausbildung, als Betriebswirt voll zufrieden ist, weil er erstmals eine Tätigkeit ausübt, die seiner Neigung und Eignung wirklich entspricht. Das heißt, neben einer Verbesserung des körperlichen, hat er eine Steigerung des psycho-sozialen Wohlbefindens erfahren, welches für ihn ausschlaggebende Bedeutung hat.

Der aus einer Rehabilitation resultierende Stand wird, dem Begriff entsprechend, mit den Kriterien der Leistungsfähigkeit im weitesten Sinn bestimmt. Diese wiederum sind eine Funktion des sozio-kulturellen *und* zivilisatorischen Niveaus der Gesellschaft, von der ein Rehabilitationssystem getragen wird. Also kann man sagen [2], daß Ziele und Effizienz der Rehabilitation, weil leistungsbezogen, auch gesellschaftsbezogen sind.

Die Leistung eines Menschen wird also nach der einer Gesellschaft eigenen Wertskala gemessen, die damit auch die an die Rehabilitation und an den Rehabilitanden zu stellenden Forderungen bestimmt. Deren Erfüllung soll das optimale psychosoziale Wohlbefinden des Individuums, aber auch die Wahrung des gesellschaftlichen Interesses gewährleisten.

Dieser medizin-soziologischen Erklärung sei eine mehr philosophische [3] angefügt, die zwar die Zielgruppe eng faßt, aber trotzdem im ganzen zutrifft, dernach Rehabilitation die objektivierte Idee von der denkbar besten Koordination des gesellschaftlichen und einzelpersönlichen Interesses in der modernen Industriegesellschaft ist, die existenzbedrohende Situation chronischer kranker In-

dividuen im Einklang mit ihrer Menschenwürde zu überwinden.
Um es in einer operationalisierungsfreundlichen Form auszudrücken: Rehabilitation ist ein Kontinuum mit wechselnden Schwerpunkten zur bestmöglichen Herstellung oder Wiederherstellung der körperlich-seelischen Integrität des Behinderten, in deren Verlauf nicht nur Aktivitäten im medizinischen und technisch-technologischen, sondern auch im psychologischen, soziologischen, pädagogischen, ökologischen und publizistischen Bereich erforderlich sind. Rehabilitation — oft als dritte Dimension der Medizin bezeichnet — besteht demnach im wohlkoordinierten und wirksamen Einsatz dieser Disziplinen mit dem Ziel, Restleistungsfähigkeit und Leistungsreserven zu mobilisieren und so erfolgreich und nutzbringend zu entwickeln, daß für den Behinderten eine optimale Lebensbilanz und — wenn möglich — für die Gesellschaft ein Gewinn resultiert [4].

Aus letzterem geht hervor, daß Rehabilitation nicht kompartmentalisiert werden kann, das heißt, daß sie nicht in säuberlich voneinander getrennte Phasen zerlegbar ist. Dies hindert nicht, den Rehabilitationsprozeß aus didaktischen Gründen von drei Blickwinkeln her zu betrachten.

2.1.1. Medizinische Rehabilitation
umfaßt Maßnahmen, welche geeignet sind, die physischen und psychischen Fähigkeiten des Individuums unter Einschluß kompensatorischer Mechanismen zu entwickeln, so daß es dem Rehabilitanden (wieder) möglich wird, ein weitgehend unabhängiges und aktives Leben zu führen.
Dazu gehören alle Arten der Behandlung im Rahmen der ambulanten und stationären Krankenhaus- und Klinikeinrichtungen, sowie der Sanatorien, medizinischen Rehabilitationszentren, Rehabilitationskrankenhäuser, Berufsförderungswerke und Berufsbildungswerke. Berufsbezogene Untersuchungs-, Anpassungs- und Ausbildungsmaßnahmen können dabei schon *behandlungsbegleitend* ablaufen.

2.1.2. Berufliche Rehabilitation
beinhaltet Berufsberatung, Berufsfindung, Belastungs-Untersuchungen, Vorförderung, Anpassungsmaßnahmen, Berufsausbildung und Stellenvermittlung an einen ungeschützten, halbgeschützten oder geschützten Arbeitsplatz in Verbindung mit begleitenden medizinischen Maßnahmen.
Sie kann unterschiedlichen Zielsetzungen dienen:
— Einer Neuanpassung an den alten Arbeitsplatz, dessen Neugestaltung nach ökologischen und ergonomischen Gesichtspunkten eingeschlossen sein kann.
— Einer innerbetrieblichen Umschulung für einen neuen, der Behinderung entsprechenden Beruf.
— Einer Berufsausbildung an einem Berufsförderungswerk.
— Einer Unterbringung in einer (halb) beschützenden Werkstätte.
In diesem Bereich werden ebenfalls medizinische und rehabilitationsmedizinische Leistungen geboten, allerdings nicht im Vordergrund stehend, das heißt *ausbildungsbegleitend.*

2.1.3. Soziale Rehabilitation
schließt alle Aktivitäten ein, die der (Re)Integration des Behinderten in die Gesellschaft dienen, das heißt solche, die ihn in die Lage versetzen, den Erwartungen der Familie und der Gemeinschaften in denen er lebt, also auch solchen, denen er sich am Arbeitsplatz und im Berufsfeld gegenüber sieht, gerecht zu werden.
Maßnahmen dieser Art umfassen alles, was auf dem Spektrum sozialer Hilfen liegt, an dessen einem Ende die Gewährung von Übergangsgeld während der Zeit, in der Heilbehandlung oder eine Ausbildung im Berufsförderungswerk abläuft, zu sehen ist, während am anderen Ende alle die koordinativen Tätigkeiten liegen, die sich auf die Beziehung zwischen Rehabilitand einerseits und zum Beispiel Versicherungsträger, Rehabilitationsträger, Arbeitsamt, Betriebsleitung, Werksarzt, Hausarzt, usw. andererseits richten [5]. Der Schwerpunkt solcher Aktivi-

täten kann im Bereich der medizinischen oder beruflichen Rehabilitation, aber auch außerhalb liegen.

2.2. Behinderter und Behinderung

Daß jemand behindert ist, dem ein Bein, ein Auge oder eine Lungenhälfte fehlt, ist leicht einzusehen. Ob er Hilfe braucht, welcher Art sie sein soll und wann sie gegeben werden muß, ist schwerer zu bestimmen. Ein einfach zu erfassendes Merkmal, wie zum Beispiel der vor Eintritt der Behinderung ausgeübte Beruf, führt schon zu entscheidenden Differenzierungen. Sind jedoch Beschreibungen zu berücksichtigen und zu gewichten, wie „Suchtkranker“, „Arbeitsentwöhnter“, „Psychosomatiker“, „Rentenneurotiker“, „Verhaltensgestörter“, usw., dann wird es auch für gewissenhafte Untersucher schwierig, ein Bild herauszuarbeiten, welches klar genug ist, Ansätze für eine zum Erfolg führende Rehabilitationsstrategie erkennen zu lassen.

Über allgemein anerkannte und nach standardisierter Methodik erfaßbare Beschreibungsgrößen für den Behinderten verfügen kurative Medizin, Sozialmedizin und Rehabilitationsmedizin so wenig wie für den „Kranken“ schlechthin.

Zwar finden sich allgemein gültige soziologische Definitionen für den Begriff Krankheit, die auch auf den der Behinderung zutreffen, zum Beispiel in der Formulierung: „Zustand, bei dem das Individuum seine gesellschaftliche Leistung einstellt oder doch in Gefahr steht, sie einstellen zu müssen“ [6], sie bieten aber keine Hilfe für die Operationalisierung eines individualbezogenen Rehabilitationskonzeptes.

Um zu einer umfassenden, zutreffenden, gerechten und für die Erstellung eines Rehabilitationsplanes verwertbaren Beurteilung des Rehabilitationsanwärters zu kommen, ist es nützlich, seine Situation unter den drei Gesichtspunkten zu erfassen, die in den „Rehabilitation Codes“ [7, 8] aufgezeigt werden:

Schädigung (impairment) ist jede Abweichung von der Norm, die sich in einer fehlerhaften Funktion, Struktur, Organisation oder Entwicklung des Ganzen oder einer seiner Anlagen, Systeme, Organe auswirkt.

Behinderung (disability) ist jede Beeinträchtigung, die das geschädigte Individuum erfährt, wenn man es mit einem nicht geschädigten Individuum des gleichen Alters, Geschlechts und mit gleichem kulturellem Hintergrund vergleicht.

Benachteiligung (handicap) ist die ungünstige Situation, die ein bestimmter Mensch infolge der Schädigung oder Behinderung in den ihm adäquaten psychosozialen, körperlichen, beruflichen und gesellschaftlichen Aktivitäten erfährt.

Die Schädigung ist also in morphologischen, die Behinderung in funktionalen und die Benachteiligung in sozialen Kategorien zu beschreiben.

3. Synopsis

Das bisher Gesagte macht deutlich, daß der Rehabilitationsprozeß mit unterschiedlichen Organisationsformen und Schwerpunktsetzungen durch verschiedene Bereiche verläuft. Dabei findet, wie Abbildung 1 zeigt, eine allmähliche Verschiebung des zu Anfang bestehenden Übergewichts der kurativ-

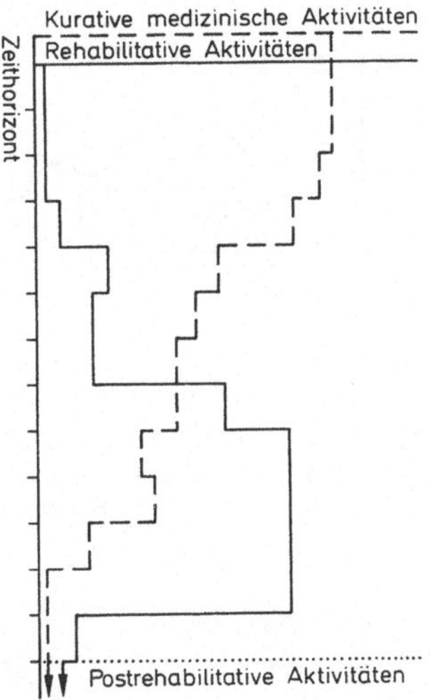

Abb. 1. Kurativmedizinische und rehabilitative Aktivitäten in Abhängigkeit vom Zeitablauf

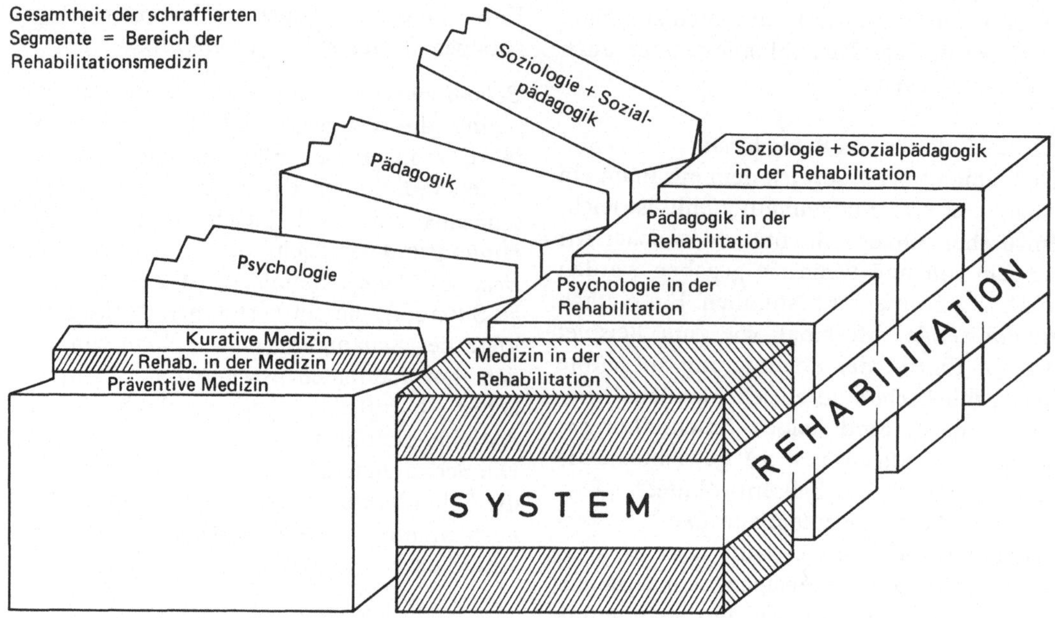

Abb. 2. Entstehung des Systems Rehabilitation

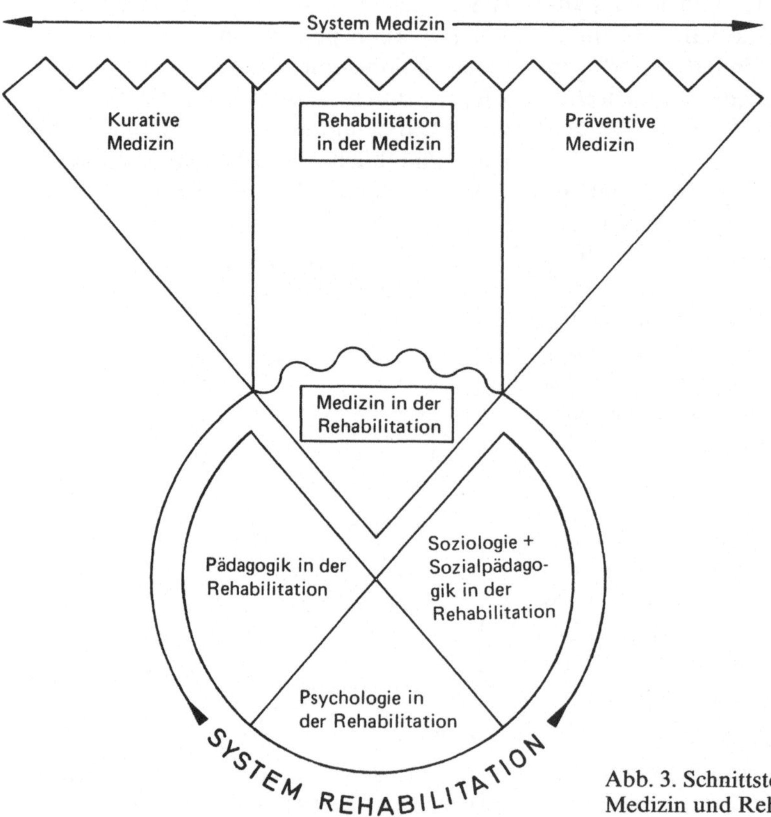

Abb. 3. Schnittstelle zwischen den Systemen Medizin und Rehabilitation

medizinischen Aktivitäten in Richtung auf rehabilitative Maßnahmen statt. Nach erfolgter (Wieder-)Eingliederung erlöschen diese Tätigkeiten, es sei denn, ihre Weiterführung ist im Rahmen einer postrehabilitativen Langzeitbetreuung in reduziertem Umfang erforderlich, um den durch vorhergegangene Rehabilitationsmaßnahmen erreichten Integrationsgrad zu erhalten.

Abbildung 2 macht klar, wie das System Rehabilitation durch das Einscheren nichtmedizinischer Disziplinen (in der Darstellung Psychologie, Pädagogik, Soziologie und Sozialpädagogik) in den Verband, bestehend aus der präventiven und kurativen Medizin, sowie der Rehabilitation in der Medizin, einschließlich der medizinischen Spezialitäten und Subspezialitäten, gebildet wird. Die Gesamtheit der schraffierten Segmente entspricht dem Bereich der Rehabilitationsmedizin.

Abbildung 3 hebt die Schnittstelle zwischen Medizin und Rehabilitation hervor.
Nach dem bis jetzt Gesagten und Dargestellten darf resümiert werden:

— Daß im Bereich Medizin rehabilitative Aktivitäten ablaufen, die man unter dem Begriff „Rehabilitation in der Medizin“ subsummieren kann.
— Daß im Bereich Rehabilitation medizinische Aktivitäten stattfinden, die man unter der Bezeichnung „Medizin in der Rehabilitation“ zusammenfassen kann.
— Die Schnittstelle zwischen Medizin und Rehabilitation deckt sich mit dem Übergang des Bereiches Rehabilitation in der Medizin in denjenigen der Medizin in der Rehabilitation.

Abbildung 4 schließlich gibt Überblick über ein Rehabilitationssystem mit seinen vielfältigen Funktionen. Zu diesem Zweck eignet sich am besten die Matrixform, weil sie die Verknüpfung funktionaler, das heißt fachbezogener, und operationaler, das heißt ablaufbedingter, Organisationsformen erkennbar macht. Das Schema erhebt keinen Anspruch auf Vollständigkeit. So sind zum Beispiel Einrichtungen zur Krankheitsfrüherkennung und -Frühbehandlung von Kindern, Sonderkindergärten, Sonderschulen, Sanatorien, Wohn- und Pflegeheime, geriatrische Rehabilitationszentren, Erziehungs- und Entziehungsheime sowie beschützende Werkstätten, obwohl sie alle der Rehabilitation dienen, nicht berücksichtigt. Es erfüllt aber den beabsichtigten Zweck, die Positionen der Medizin im System Rehabilitation und ihre Interdependenzen zu anderen Fachdiensten der Rehabilitation, deren einzelne Bereiche nicht aufgeführt sind, deutlich zu machen.

4. Rehabilitationseinrichtungen

Der Rehabilitationsprozeß hat seine Schwerpunkte im Bereich größerer Einrichtungen. Als es solche Zentren noch nicht gab, war man gezwungen, sich die zum Erreichen des Zieles erforderlichen rehabilitativen Dienstleistungen Stück für Stück und an einer Vielzahl verschiedener Orte zu sichern. Berufsfindungsmaßnahmen, prothetische Versorgung, berufliche Rehabilitation, usw., mußten an jeweils weit voneinander entfernten kleineren Einheiten durchgeführt werden. Damit war die Rehabilitation nicht, was sie sein sollte, ein prozeßhaftes Kontinuum, sondern ein durch mancherlei Einflüsse segmentierter Geschehensablauf, der schlechte Resultate erbrachte, übermäßig teuer war und die Moral des Rehabilitanden oft bis zum äußersten in Anspruch nahm.

Davon abgesehen, wäre die Rehabilitation von Menschen mit schweren Behinderungen oder schweren Behinderungsauswirkungen, wie Tetraplegikern, sonstigen Mehrfachgelähmten, Blinden, Blutern, Verhaltensgestörten, Suchtkranken, Psychopathen, usw., ohne die Möglichkeiten eines Rehabilitationszentrums überhaupt nicht denkbar. Nur an solchen Einrichtungen ist die Erarbeitung einer umfassenden, am Individualproblem orien-

Fachfunktion / Operative Funktion	Übergeordnete Leistungsbereiche	Übergeordneter fachübergreifender Leistungsbereich	Institut für Berufsfindung	Berufsförderungswerk mit Rehabilitationsklinik	Zentrum für Kinder und Jugendliche *	Rehabilitationskrankenhaus
Fachdienst Sozialarbeit		Forschungsinstitut für Prävention und Rehabilitation Übergreifend: Allg. Präventiv- u. Rehabilitationsmedizin Systematik u. Methodik Kinder Psychosomatik Soz. Pathologie Angewandte prävent. u. rehabil. Medizin Interdisziplinäre Aufgaben: Informatik Psychologie Soziologie Soz. Pädagogik Techn. Hilfen				
Fachdienst Psychologie						
Fachdienst Pädagogik						
Fachdienst Medizin	Apotheke		Allg. Medizin Neurologie Psychiatrie Arbeitsmed. Sozialmed. Orthopädie Pflege Labor Röntgen EKG, EEG (Telemetrie)	Allg. Medizin Orthopädie Innere Med. Neurologie Psychiatrie Pulmologie Zahnmedizin Sozialmed. Radiologie Nephrologie (Dialyse) Blut-Krankh. Pflege Physio-Ther. Physiko-Ther. Ergo-Therapie Sprachtherapie Musiktherapie Sporttherapie Prothetik-Orth. Reha.-Technik u. -Technologie Konsiliardienst	Orthopädie Innere Med. Pädiatrie Neurologie Psychiatrie Zahnmedizin Kiefer-orthopädie Radiologie Anästhesie Pflege Labor Röntgen EKG, EEG Physiother. Physikother. Ergo-Ther. Sprachther. Sportther. (Reitther.) Konsiliardienst	Orthopädie (Traumatologie, Querschnitt-Lähmungen) Innere Medizin Nephrologie (Dialyse) Neurologie Geriatrie Sozialpsychiatrie Radiologie Anästhesie Pflege Labor EKG, EEG Röntgen Krankenpflegeschule Physiotherapie Physikotherapie Ergotherapie Sprachtherapie Berufstherapie Musiktherapie Konsiliardienst

* Mit Gesamtschule und Berufsbildungswerk

Abb. 4. Medizinische bzw. medizinüberwachte Funktionen in einer größeren Rehabilitationseinrichtung – Beispiel eines Strukturierungskonzepts in Matrix-Form

tierten Rehabilitationsstrategie, die Erstellung und Einhaltung eines Zeitplanes für das Einsetzen der Aktivitäten verschiedener Fachdisziplinen und die fortlaufende Überwachung des psychophysischen Wohlbefindens des Rehabilitanden möglich. Durch das konzertrierte Wirken vieler Fachdienste, die im ständigen Informationsaustausch miteinander stehen, wird eine Effektivitätssteigerung auch in den einzelnen Bereichen erzielt.

Beim Betrachten des Rehabilitanden stellt man fest, daß er dadurch, daß zahlreiche Fachpersonen und -disziplinen ihre Aufmerksamkeit auf ihn richten und ihm jederzeit zur Verfügung stehen, stimuliert und motiviert wird. Allerdings muß gewährleistet sein, daß Hilfen prompt und in ausreichendem Umfang nur da angeboten werden, wo sie wirklich nötig sind. Sie sollten unter keinen Umständen dann gewährt werden, wenn sich der Rehabilitand selbst helfen kann, weil sonst unweigerlich der neuerliche Immobilität heraufbeschwörende Effekt der „Über-Rehabilitation" einsetzt.

Einen wichtigen motivationsfördernden Faktor bietet die Einrichtung durch das internatsmäßige Zusammenleben vieler Behinderter mit verschiedenen Behinderungen. Rehabilitationsfachleute sind sich darin einig, daß ein Behinderter oft — trotz zuvor ablehnender Haltung — schon durch die Besichtigung einer großen und gut geführten Einrichtung für die Rehabilitation gewonnen werden kann. In einem modernen Rehabilitationszentrum wird sowohl den speziellen Bedürfnissen, die sich aus einer bestimmten Behinderung ergeben, Rechnung getragen, als auch den Erfordernissen, die sich aus der allen gemeinsamen Problematik ergeben. Letzterem Gesichtspunkt wird auch dadurch Geltung verliehen, daß mit der großen Einrichtung zwangsläufig eine Plattform gegeben ist, auf der sich alle Beteiligten immer wieder zusammenfinden und auf der eine psychosoziale Interaktion stattfindet, die derjenigen, die in der „offenen" Gesellschaft, zu der der Behinderte ja zurückkehren soll, in ihren wesentlichen Zügen gleicht [9].

Zur Zeit sind die hauptsächlichen Träger der institutionellen Rehabilitation in der Bundesrepublik:

1. Das Rehabilitationskrankenhaus
2. Das Rehabilitationskrankenhaus mit beruflicher Rehabilitation
3. Die Berufsbildungseinrichtung für Behinderte
3.1. mit Berufsförderungswerk (Erwachsene)
3.2. mit Berufsbildungswerk (Jugendliche)
4. Die Schulbildungseinrichtung für Behinderte
4.1. mit Sonderschule
4.2. mit weiterführender Schule und Gesamtschule
5. Die Werkstatt für Behinderte und das Behindertenheim.

5. Der Rehabilitationsprozeß

Neben ihrer Qualität wird die Effizienz einer Rehabilitationsmaßnahme, das heißt das Verhältnis des Erfolges zum Aufwand, vor allem durch rechtzeitiges *Einsetzen* und zügige *Durchführung* bestimmt.
Dem rechtzeitigen *Einsetzen* stehen oft noch im Wege:
— Das Fehlen einer Meldepflicht für Behinderungen.
— Die geringe rehabilitationsmedizinische Orientierung der meisten Ärzte.
— Die immer noch unzureichende Aufklärung der Öffentlichkeit über den Weg zur Rehabilitation und ihre Möglichkeiten, Wege und Ziele.
Obwohl die Initiative zu einer Rehabilitation auch vom Behinderten, einem Sozialarbeiter oder dem Kostenträger ausgehen kann, unternimmt in der Regel eine medizinische Instanz den ersten Schritt, so zum Beispiel, indem ein Antrag auf Rehabilitation beim Rehabilitationssachbearbeiter des zuständigen Arbeitsamtes gestellt wird. Allerdings erfolgt dieser Schritt weder in jedem gebotenen Falle, noch mit der erforderlichen Promptheit. An Versuchen, dieser Situation abzuhelfen, etwa durch die Einführung des honorierten, vom Arzt zu stellenden Antrags

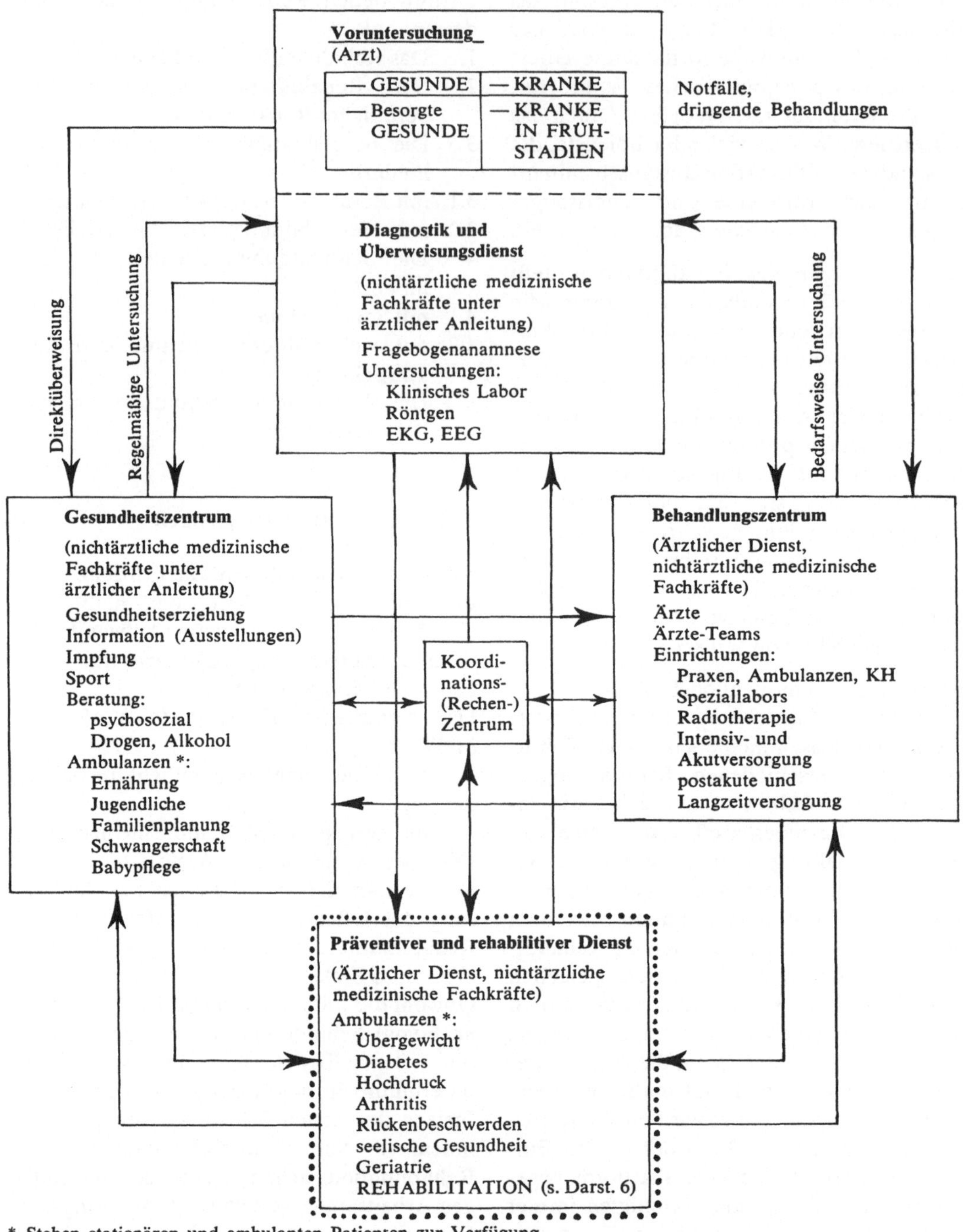

* Stehen stationären und ambulanten Patienten zur Verfügung.

Abb. 5. Funktionsschema eines Systems zur gesundheitlichen Versorgung (modifiziert nach S. R. Garfield [10])

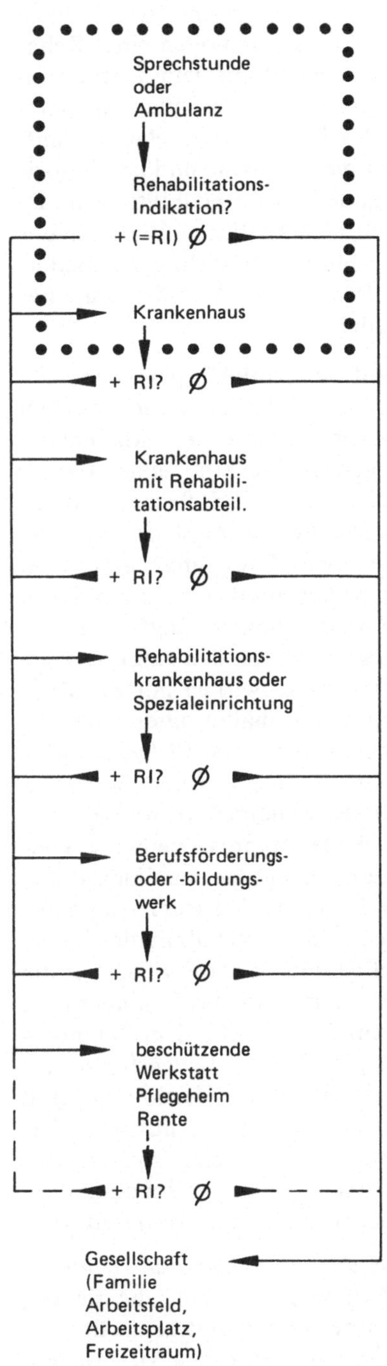

Abb. 6. Flußdiagramm eines Systems zur rehabilitativen Versorgung

auf Rehabilitation, fehlt es nicht. Die bisherigen Resultate sind jedoch unbefriedigend. Deshalb ist zu prüfen, ob es eine Organisationsform gibt, welche die zuverlässige Erfassung von Rehabilitationskandidaten und ihre nahtlose Überleitung in den Rehabilitationsprozeß durch die Instanzen der Medizin gewährleistet. Als Möglichkeit bietet sich die Einrichtung, beziehungsweise Umstrukturierung von bestehenden Ambulanzen an, deren Aufgabe, gegebenenfalls unter anderem, darin besteht, rehabilitationsbedürftige Patienten zu erkennen und den Rehabilitationsvorgang einzuleiten. Als Beispiel kann ein Konzept Garfields [10] dienen, von dem Abbildung 5 eine Modifikation zeigt.

In Abbildung 6 sind mögliche Abläufe von Rehabilitationsprozessen skizziert. Legt man den in Abbildung 5 mit Punkten umrahmten Bereich über den auf dieselbe Weise markierten Bezirk der Abbildung 6, so erhält man das Schema eines umfassenden Medizin- und Rehabilitationssystems, welches den wesentlichen, heute zu stellenden Anforderungen gerecht wird. Bis jetzt ist, zumindest in unserem Lande, nur der der Abbildung 6 entsprechende Teil des Systems verwirklicht, der in Abbildung 5 enthaltene jedoch nur teilweise. Trotzdem handelt es sich um ein Schema, welches *im Prinzip* die Funktions- und Aktivitätslinien, die Rückkoppelungsmechanismen und Abhängigkeiten im Schnittstellenbereich Medizin/Rehabilitation so erkennen läßt, wie sie heute schon gegeben sind.

Die Schwierigkeit der Koordinierung in der Rehabilitation liegt in der Vielfalt der Zuständigkeiten bei Ministerien auf Bundes- und Länderebene, der Rehabilitationsträger, sowie der darüber hinaus betroffenen Verbände und Organisationen.

Die dadurch bedingte Unübersichtlichkeit stört nicht nur häufig den Rehabilitationsablauf und beeinträchtigt damit die Eingliederungsaussichten, sie hat auch entmutigende Wirkung auf Behinderte und Ärzte, wenn es darum geht, die Initiative für eine Rehabilitation zu ergreifen.

Was die Situation des bereits eine Rehabilitation durchlaufenden Behinderten angeht, so hat das Gesetz über die Angleichung der Leistungen zur Rehabilitation (BGBl. Teil 1, Nr. 92), auch bekannt als „Harmonisierungsgesetz", welches seit 1. 10. 1974 in Kraft ist, dazu geführt, daß diese Leistungen nun nach einheitlichen Gesichtspunkten gewährt werden, unabhängig davon, wer Rehabilitationsträger ist. Damit wurde erheblich zur Vereinfachung des Rehabilitationsablaufes beigetragen.

6. Übergeordnete Ziele und Aufgaben

In den kommenden Jahren sollte das Rehabilitationssystem so ausgebaut werden, daß Behinderte im berufsfähigen Alter — bei denen dies durch Ersatz aller Rehabilitationsinstrumente möglich ist, wieder voll eingegliedert werden. Nach vorliegenden Erfahrungen können das 80% sein. Davon wiederum haben 70% die Chance, im weiteren Verlauf ihres Lebens einen sozialen und/oder beruflichen Aufstieg zu erreichen, der über das zur Zeit des Rehabilitationsabschlusses gehaltene Niveau hinausgeht. Auch den dann noch verbleibenden Behinderten, die nicht voll integrierbar sind, kann durch geeignete rehabilitative Anstrengungen ein Platz in der Gesellschaft gesichert werden [13]. Zur Erreichung dieses Ziels muß eine Reihe von Vorbedingungen erfüllt und der Verwirklichung einer Serie von Teilzielen Vorrang eingeräumt werden, wobei wichtig ist, daß der Verbund zwischen Rehabilitation und Medizin in einer der Wirklichkeit entsprechenden Weise berücksichtigt wird. Das heißt, daß sich die Vertreter der an der Rehabilitation wesentlich beteiligten Disziplinen, nämlich die der Psychologie, Soziologie, Sozialpädagogik und Pädagogik, insbesondere aber auch die der Medizin, an der damit verbundenen Diskussion, Planung und Verwirklichung intensiv beteiligen müssen und diese Aufgaben nicht nur zwar wohlmeinenden, aber oft wenig sachverständigen Organisationen auf öffentlichem oder privatem Sektor überlassen dürfen. Insbesondere ist dabei der Tatsache Rechnung zu tragen, daß die ersten Stationen einer Rehabilitation überwiegend auf dem Territorium der Medizin liegen, und daß auch im späteren Verlauf des Prozesses die Hauptverantwortlichen für das physische und psychosoziale Wohlbefinden des Rehabilitanden die ärztlichen und nichtärztlichen Vertreter der Medizin sind. Einige der wichtigeren Bedingungen und Ziele solcher Art sollen kurz besprochen werden.

— Im Verlauf der zurückliegenden beiden Jahrzehnte wurde die Rehabilitation vielfach nur als Programm, Prozeß oder Maßnahme gesehen. Infolge eines sich hebenden öffentlichen Bewußtseins- und Informationsstandes ist sie inzwischen, wenigstens mancherorts, zu einer Art „Bewegung" geworden. Diese Entwicklung muß von öffentlichen Personen, Organisationen und Einrichtungen, insbesondere von den Informationsmedien, im Zusammenwirken mit Rehabilitationsfachleuten nachhaltig unterstützt und weiterbetrieben werden. Die *Diskussion über die Rehabilitation* sollte in allen Bereichen der Öffentlichkeit weitergeführt werden, wobei es nicht schadet, wenn sie zeitweise kontrovers verläuft, solange sie nur intensiv geführt wird. Wichtig ist, daß jeder Angesprochene begreift, daß Rehabilitation kein Zwangsmittel ist, mit dem die Flucht in die Krankheit versperrt werden soll, sondern ein Instrument, mit dessen Hilfe dem Behinderten ein erhöhtes Maß an Lebensfreude erschlossen werden kann. Gleichzeitig muß deutlich werden, daß das Schutzbedürfnis derer, die nicht voll wiedereingegliedert werden können, gerade durch die Rehabilitation deutlich gemacht, erklärt und vertreten wird.

— *Die Wege, die zur Rehabilitation führen,* wie sie verläuft und die Ziele, die sie anstrebt, müssen besser bekannt gemacht werden. Dabei ist zum Ausdruck zu bringen, daß ohne Zugrundelegung des Leistungsprinzips und ohne die Meßgröße Leistung Rehabilitation nicht möglich ist. Allerdings muß gleichzeitig und ebenso unmißverständlich gesagt werden, daß Aufgabe der Rehabilitation nicht nur sein darf, mit Sorgfalt zu ermitteln, was ein Behinderter aufgrund der ihm verbleibenden Funktionen leisten kann, das heißt zum Beispiel im Falle einer vorgesehenen Berufsausbildung, wo seine *Eignung* liegt, sondern daß mit derselben Gewissenhaftigkeit von Medizinern im Verein mit Psychologen festgestellt werden muß, wo seine *Neigungen* liegen. Beiden Resultaten ist bei der Festlegung des Rehabilitationszieles Rechnung zu tragen. Dann ist nicht nur die Motivation des Behinderten gegenüber der Rehabilitation sicherer, sondern auch die Einbringung des Leistungsgedankens gerechtfertigt, der dann zum therapeutischen Prinzip wird.

— Die Rehabilitation muß auf ein *eigenständiges wissenschaftliches Fundament* gestellt werden. Dies sollte durch die Schaffung von Forschungsinstituten für Rehabilitation, die sich zweckmäßigerweise auch mit dem Bereich der Prävention zu befassen haben, geschehen, aber auch durch die Entwicklung des Berufsbildes des Rehabilitationsmediziners und die Einführung der Rehabilitationsmedizin als Lehr- und Prüfungsfach an den Universitäten. Wird dem jungen Mediziner Rehabilitation als Laufbahn angeboten, ist gleichzeitig ein wesentlicher Beitrag zum Abbau des Mangels an Fachkräften auf diesem Gebiet geleistet. In den genannten Instituten wären Kristallisationskerne für die Entwicklung von Weiterbildungsstätten für Ärzte und Ausbildungseinrichtungen für die ebenfalls dringend benötigten ärztlichen und nichtärztlichen Fachkräfte der Rehabilitation gegeben.

— Das Rehabilitationsziel sollte, falls nötig, eine berufliche Rehabilitation einschließen und in Verbindung damit den *höchsten erreichbaren Bildungsstand.*

— In jedem Fall muß eine möglichst *weitgehende Pflegeunabhängigkeit* erreicht werden. Dies wird sichergestellt, wenn man der Früh-Erfassung, -Erkennung, -Behandlung und -Betreuung hohe Priorität einräumt. Außerdem sind Formen der Eingliederungshilfe, durch die eine Heimunterbringung vermieden wird, besonders zu fördern. Internatisierung soll nur eine Ultima ratio sein, Rückkehr zur Familie die Regel. Das bedingt ein regional angepaßtes Angebot von Behandlungs- und Rehabilitationseinrichtungen mit Ambulanzen, sowie von offenen und halboffenen Einrichtungen (Sonderkindertagesstätten, Sonderschulkindergärten, Sonderschulen, Sonderberufsschulen, Anlernwerkstätten und beschützende Werkstätten). Zur Sicherung der Kooperation und des sinnvollen Einsatzes von Kapazitäten muß eine für einzelne Regionen zentrale Lenkung und Steuerung angestrebt werden. Die Versorgung von Bewohnern peripherer Gebiete verlangt besondere Maßnahmen, etwa in Form der Bereitstellung von Transportmitteln oder durch den Einsatz mobiler Einheiten.

— Der *Bau von Rehabilitationskrankenhäusern,* beziehungsweise die Erweiterung von bestehenden Krankenhäusern durch Rehabilitationsabteilungen oder — an kleinen Häusern — zumindest die Ernennung eines Krankenhausarztes zum Rehabilitationsbeauftragten, der Rehabilitationsindikationen feststellt und die Kontaktperson zum Rehabilitationsberater des zuständigen Arbeitsamtes und zu den Kostenträgern sein soll, ist eine wesentliche Voraussetzung für die Optimierung unseres Rehabilitationswesens.

— Wichtig ist der Ausbau und die *Qualifizierung der Beratungsdienste.* Das betrifft vor allem die Rehabilitationsberatungsstellen der Arbeitsämter, denen beim Ingangsetzen des Rehabilitationsprozesses eine Schlüsselfunktion zukommt und viele Krankenhaus-Sozialarbeiter, die mit den Möglichkeiten der Rehabilitation noch mehr vertraut gemacht werden müssen, um den Behinderten dieses Angebot ausreichend darstellen und erschließen zu können.

— Die Beratung des Behinderten hinsichtlich *technischer Hilfen* muß erweitert und besser organisiert werden. Da hier das Angebot auch vom Facharzt nicht mehr übersehen werden kann, sind Zentralinstitute erforderlich, welche Kataloge führen und technische sowie technologische Neuentwicklungen laufend verfolgen, um ihre Anwendbarkeit für den Behinderten zu prüfen.

— Für die berufliche *Weiterbildung und Gesundheitserziehung* des Behinderten geschieht außerhalb der Institutionen wenig. Gerade in diesem Bereich wäre es aber möglich, mit einem vergleichweise geringen Einsatz ein Höchstmaß an Wirkung im Sinne der Arbeitsplatzsicherung, des beruflich-sozialen Aufstiegs und vor allem auch im Hinblick auf die Erhaltung der Gesundheit des Behinderten zu erzielen.

— Die Propagierung einer *behindertengerechten Architektur* besonders hinsichtlich öffentlicher Bauten, Produktionsstätten und größerer Wohngebäude hat schon vor Jahren eingesetzt. Solche Aktivitäten, größtenteils von Privatpersonen und Initiativgruppen getragen, sollten koordiniert werden und mehr öffentliche Unterstützung erhalten. Gelänge es, durch eine entsprechende Gesetzgebung zu einer behindertenfreundlicheren Ausstattung von Schulen, Akademien, Hochschulen und Universitäten zu kommen, wäre für eine nicht unerhebliche Zahl von Behinderten, die heute noch auf die Benutzung der teuren Rehabilitationseinrichtung angewiesen ist, der Weg zu „normalen" Ausbildungsstätten offen.

— Als besonders dringlich ist die Erstellung einer einheitlichen *Rehabilitationstatistik* und deren Analyse anzusehen. Die bisher durchgeführten Erfassungen geschehen größtenteils unkoordiniert durch einzelne Initiativträger und nach jeweils verschieden definierten Erfassungsgrößen. Dabei wäre nötig, über eine umfassende und einheitliche Erhebung Daten zu erlangen, die für Kapazitätsplanungen geeignet sind, über den Rehabilitationserfolg Auskunft geben und Grundlagen liefern für eine fällige, verbindliche Definition der verschiedenen rehabilitativen Funktionen, einmal bezogen auf Fachbereiche, zum andern im Hinblick auf Institutionen.

— Eine klare *Aufgabenbeschreibung* für Einrichtungen und Fachbereiche der Rehabilitation scheint auch mit Blick auf die Zukunft wesentlich. In zunehmendem Maße nämlich muß sich die Rehabilitation mit Personengruppen befassen, deren Problematik das Bild unserer Gesellschaft unübersehbar prägt. Das sind die infolge ihrer gesteigerten Lebenserwartung schwer Körperbehinderten, die Behinderten mit schweren Behinderungsauswirkungen, sowie die zunehmend ins Blickfeld der Öffentlichkeit rückenden sozial und kulturell Depravierten, unter ihnen Süchtige, Verhaltensgestörte sowie Milieugeschädigte, darunter besonders viele junge Menschen. Die der Rehabilitation daraus entstehenden Aufgaben können nur in Angriff genommen werden durch ein flexibles, hoch adaptives System, dessen Funktionen, Kapazitäten und Verfügbarkeiten jederzeit überschau- und steuerbar sind. Möglich wird dies durch die Gliederung des Rehabilitationssystems in einzelne, modulhaft zu definierende Teilbereiche, die je nach Problemlage zu Rehabilitationsketten, beziehungsweise -Komplexen zusammengefaßt werden können.

7. Schluß

Bei dieser Betrachtung ging es um die Darstellung der Rehabilitation vor dem Hintergrund der Medizin. Das heißt, die Rehabilitation sollte durch die Positionierung vor dem bekannten Raster der Medizin etwas deutlicher und begreifbarer gemacht werden. Dabei wurde der Bedeutung der Medizin für die Rehabilitation mehr Beachtung geschenkt, als dem Gewicht der Rehabilitation für die Medizin. Aber gerade wenn man den Blick in die umgekehrte Richtung lenkt, zeigt sich eine der wichtigsten und faszinierendsten Seiten der Rehabilitation.

Für den Mediziner bietet die Feststellung, daß medizinisches Handeln auch unter ökologischen Gesichtspunkten zu geschehen hat, nichts Neues. Die Zielsetzung der Rehabilitation verlangt eine konsequente Verwirklichung dieser Einsicht. Das ist durch ärztliche Aktion allein nicht möglich, sondern nur im

Rahmen einer interdisziplinären Anstrengung. Damit wird die Medizin bei der Rehabilitation zu einem Bündnis mit anderen Wissensbereichen getrieben, welches von ihr in diesem Umfang und in solch organisierter Verbindlichkeit wohl noch nie eingegangen wurde. Dadurch sind ihr aber auch neue Aufgaben und Verantwortlichkeiten erwachsen, die weit in den Bereich einer vormals als gesund — weil nicht als krank — geltenden Welt hineinreichen.

Literatur

1. Schipperges, H.: Electromedica **5**, 295 (1970).
2. Schaefer, H., Blohmke, M.: Sozialmedizin. Stuttgart: Thieme 1972.
3. Jahn, H. J.: Das Dokumentationsproblem der Rehabilitation. ASA **2**, 67 (1967).
4. Wiedemann, E.: Die Medizin in der beruflichen Rehabilitation. Berlin: Medicus 1970.
5. Mayer, K.-Ph.: Möglichkeiten der Rehabilitation durch die Sozialversicherung. Med. Welt **6**, 231 – 233 (1974).
6. Schaefer, H., Blohmke, M.: Sozialmedizin. Stuttgart: Thieme 1972.
7. Riviere, M.: Rehabilitation Codes. Five Year Progress Report 1957 – 1962. Rehab. Codes, New York.
8. Paul, H. A.: In: Bach, Marquardt et al.: Rehabilitation von Mehrfachbehinderten und Dysmelie-Kindern. Bartmann 1971.
9. Cull, J. G., Hardy, E. R.: Vocational Rehabilitation.
10. Garfield, S. R.: Scientific American **222**, 15 – 23 (1970).
11. Verband deutscher Rentenversicherungsträger: Rehabilitation.
12. Bundesverband der Ortskrankenkassen: Rehabilitation, eine neue Aufgabe der gesetzlichen Krankenversicherung. Die Ortskrankenkasse **20/21**, 794 (1974).
13. Boll, W.: Rehabilitation in der Bundesrepublik. Dtsch. Ärzteblatt **48**, 3324 (1973).

Rehabilitation und Psychologie

Franz Knapp

1. Fragestellung

Welche Forderungen stellt die Rehabilitation an die Psychologie und was für eine Bedeutung hat die Psychologie für die Rehabilitation?

Dadurch wird erforderlich, festzustellen, was hier unter Rehabilitation verstanden werden soll — was unter Psychologie zu verstehen ist, kann als bekannt vorausgesetzt werden.

Der Begriff „Rehabilitation" wird für sehr unterschiedliche Vorgänge in der Umgangssprache verwendet. •Verbindend für alle Handlungen, die unter diesem Überbegriff geschehen, ist immer:

Es geht in jedem einzelnen Fall um die Eingliederung von Menschen in unsere Gesellschaft. Unterschiedlich sind der Ausgangspunkt und die Methoden, die zu diesem Ziel führen. Eingliederung in unsere Gesellschaft (im weitesten Sinne) haben ebenso zum Ziel die gesamte Pädagogik, die Sozialisationstechniken sowie die medizinische Behandlung. Es empfiehlt sich daher nicht, den Begriff Rehabilitation von seinem Ziel her zu definieren, da dieses Ziel kein Spezifikum für Rehabilitation darstellt, es ist vielmehr zweckmäßig, vom Zustandsbild des „Rehabilitanden" sowie von den angewandten Methoden auszugehen, mit denen das Ziel erreicht werden soll.

1.1. Der politische Begriff von Rehabilitation

Wie konnte es zu einem so heterogenen Begriffsgebilde kommen?

Die Antwort liegt in der Werdensgeschichte dessen, was man unter Rehabilitation versteht.

Ausgangsbasis waren nicht Bemühungen um wissenschaftliche Methoden der Rehabilitation, sondern Hilfen der Praxis zur Eingliederung in die Gesellschaft. Ausgangsbasis war also ein politisches Tun, um Benachteiligten eine Chance zu geben. In diesem „Politikum" liegt die entscheidende Gemeinsamkeit aller Beziehungen von „Rehabilitation". Es handelt sich demnach um eine politische, nicht um eine wissenschaftlich-methodische Begriffsbildung. Daher kann der Begriff „Rehabilitation" auch nicht ohne phänomenologische Vorabklärung zum Ausgang wissenschftlicher Erörterungen genommen werden. Dem Personenkreis, der rehabilitiert werden soll, ist gemeinsam: er gehört zu Sondergruppen unserer Gesellschaft. Unter dem Aktionsbegriff „Rehabilitation" zusammengefaßt, wurde es möglich, die Öffentlichkeit auf Probleme aufmerksam zu machen und ein politisches Bewußtsein zu schaffen, das sich in den Programmen jener politischen Gruppierung widerspiegelt.

1.2. Rehabilitation als wissenschaftlicher Begriff

Wenn kein einheitlich definierter Begriff von Rehabilitation vorgegeben ist, ist es nur dann zweckmäßig mit dem Wort zu arbeiten, wenn es sich einem umschreibbaren Begriff zuordnen läßt. Beim augenblicklichen Forschungsstand läßt sich dies nur für unsere Überlegungen durch eine Setzung erreichen. Eine zu weite Fassung des Begriffes Rehabilitation erscheint wenig sinnvoll, da damit jedes Hilfsangebot im Sozialen, Medizinischen, Psychologischen oder Pädagogischen, wo auch immer, unter den Begriff Rehabilitation zu subsumieren wäre.

Wie bereits erwähnt, ist es zweckmäßig, den Begriff Rehabilitation für bestimmte Personengruppen und Methoden zu reservieren: für körperlich Behinderte, Sinnesgeschädigte und psychisch Behinderte. Dabei ist von folgenden Kennzeichen auszugehen:

a) Die Schädigung hat Dauercharakter, d. h. sie ist nicht nur von kurzer Dauer wie eine vorübergehende Erkrankung.

b) Die Behinderungsfolgen werfen den Betroffenen aus seinem bisherigen privaten und beruflichen Lebensbereich.

c) Die Behinderungsauswirkungen verlangen spezifische medizinische, psychologische und pädagogische Maßnahmen, um wenigstens teilweise kompensiert zu werden.

d) Die Beeinträchtigungen sind nicht ausschließlich im sozialen Milieu verankert.

e) Ziel aller fachlichen Hilfen ist die personale und berufliche Integration in die Gesellschaft.

Diese Kriterien sind Bestandteil des Begriffes Rehabilitation wie er im folgenden ver-

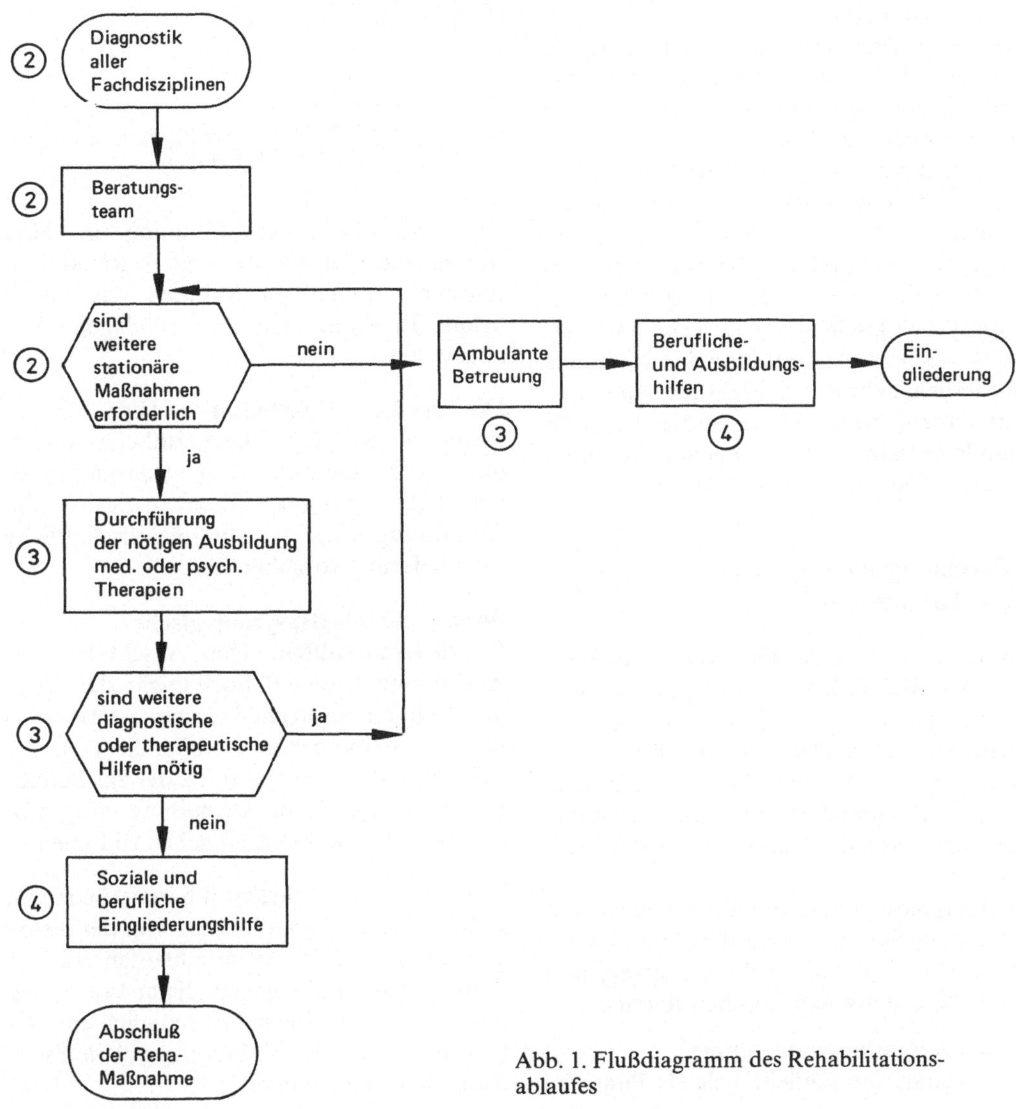

Abb. 1. Flußdiagramm des Rehabilitationsablaufes

wandt werden soll. Rehabilitation ist demnach die Rück- oder Eingliederung von Behinderten, die an einer Schädigung mit Dauercharakter leiden und deren Behinderungsfolgen gezielte fachliche Maßnahmen im Rahmen der Medizin, Psychologie und beruflichen Pädagogik verlangen (Abb. 1), um die Auswirkungen wenigstens teilweise zu kompensieren. Wendet man den Begriff in diesem Sinne an, gehören zu der Personengruppe der Rehabilitanden auch Kinder und Jugendliche, die von Geburt an behindert sind. Man könnte einwenden, daß es sich hier nicht um eine Re-habilitation, sondern um eine Habilitation handle.
Eine solche Unterscheidung trägt wenig zur Sache bei, da die spezifischen Probleme bei Kindern und Jugendlichen — seien sie nun geburts- oder unfallbehindert — gemeinsamen entwicklungspsychologischen Gesetzmäßigkeiten unterworfen sind. Beide unterscheiden sich dem erwachsenen Rehabilitanden gegenüber durch ihre besondere psychische Situation, die wiederum im Entwicklungspsychologischen ihre Ursache hat. Dies macht zwar eine Abwandlung der Methoden erforderlich, hebt jedoch nicht die genannten Kriterien auf. Somit sind auch die Hilfen für behinderte Kinder und Jugendliche unter den Begriff Rehabilitation zu fassen.

2. Psychologische Aspekte der Rehabilitation

Um die Bedeutung der Psychologie im Rahmen der Rehabilitation aufzuzeigen und mögliche psychologische Hilfen darzustellen, scheint es zweckmäßig, den Rehabilitationsverlauf in verschiedene Phasen aufzugliedern und die jeweilige Stelle im Gesamtgefüge der Rehabilitation zu beleuchten (Abb. 2).

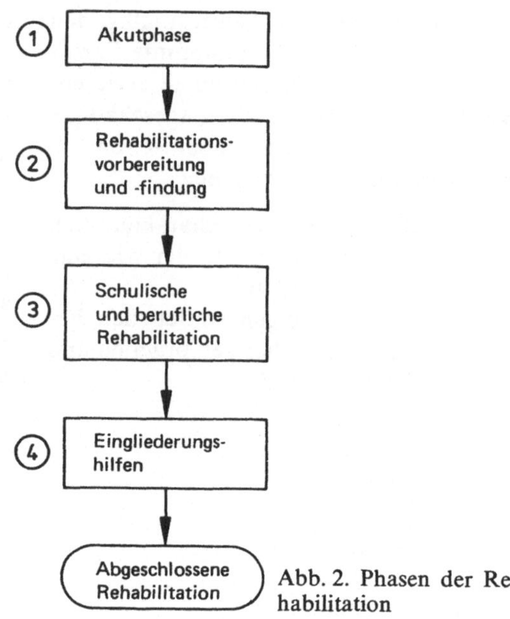

Abb. 2. Phasen der Rehabilitation

Die Akutphase. Sie ist unmittelbar nach dem Unfall oder dem Eintreten der Beeinträchtigung einzusetzen und hat ihren Schwerpunkt im rehabilitationsmedizinischen Bereich.

Die Rehabilitationsvorbereitung und -findung. Sie schließt sich als Phase an die medizinische Rehabilitation an. Hier werden die Weichen für weitere Rehabilitationsmaßnahmen im Rahmen des Beruflichen, Psychologischen und Pädagogischen abgesteckt.

Die berufliche Rehabilitation. Hier steht die schulische wie auch die berufliche Ausbildung im Mittelpunkt. Es geht darum, in einer behinderungsspezifischen Lern- und Ausbildungssituation die gesellschaftliche Eingliederung vorzubereiten.

Sozial- und arbeitspsychologische Eingliederungshilfen. Der Abschluß einer Ausbildung bedeutet noch nicht das Ende der Rehabilitationsmaßnahmen. Jetzt werden Hilfestellungen notwendig, das Gelernte außerhalb des Schutzraumes, der zur Stabilisierung während der Ausbildung nötig war, einzusetzen und damit umgehen zu lernen.

Die hier aufgeführten Phasen bedeuten nicht, daß jede Rehabilitation von der ersten bis zur letzten Phase durchlaufen werden muß. Es kann Fälle geben, die erst bei der 2. Phase einsetzen. Sie stellen lediglich ein Gerüst dar, um rehabilitationspsychologische Aufgaben darzustellen.

2.1. Die Akutphase

Jeder Unfall bedingt zunächst als unmittelbare Folge eine längere intensive medizinische Behandlung. Hierzu gehören neben der ärztlichen Behandlung sowohl physio- wie ergotherapeutische Hilfen, um verlorengegangene Funktionen zurückzugewinnen und Kompensationsmöglichkeiten einzuüben.

Rehabilitation aber bedeutet: vom 1. Tage an Rehabilitation am gesamten Menschen, nicht nur Wiederherstellung bestimmter Funktionen. Damit entstehen trotz des eindeutigen Vorranges der Medizin bereits wesentliche Aufgaben für den Psychologen, gerade weil bei diesen wesentlichen, zeitaufwendigen medizinischen Bemühungen die Gefahr besteht, die Gesamtperson aus den Augen zu verlieren und den psychologischen Gesichtspunkt zunächst auszuklammern und auf nachfolgende Phasen zu verschieben.

Die erste Einstellung, die ein Behinderter zu seiner Behinderung gewinnt, ist von entscheidender Bedeutung. Stellen wir uns vor: Ein Autounfall, ein Sprung in das Wasser oder ein Sturz auf der Treppe, oder eine plötzliche Erkrankung reißen jemanden schlagartig aus seinen Lebensgewohnheiten und engen ihn in seinen intellektuellen wie motorischen Möglichkeiten ein. Bei der notwendigen Auseinandersetzung mit der Behinderung und ihren Folgen kann die Psychologie ihre Hilfe anbieten. So wird z. B. der Rehabilitand durch eine methodische Gesprächführung aktiviert, selbst Lösungen für seine künftigen Probleme zu finden. Er kann so Techniken an die Hand bekommen, sich besser und adäquater mit seiner neuen Lebenssituation auseinanderzusetzen und Konflikte anzugehen. Bei depressiven Reaktionen vermögen verhaltens- und suggestionstherapeutische Bemühungen, den Rehabilitanden aus seinem Nachgrübeln und der kreisförmigen Beschäftigung mit der Behinderung herauszureißen. Auf diese Weise werden Motivationen geschaffen, die sich positiv auf die funktionalen Therapien auswirken. Sollte am Ende der Akutphase bereits die Möglichkeit bestehen, kompensatorische Verhaltensweisen einzuüben, stehen die entsprechend lerntheoretisch orientierten Techniken zur Verfügung. Sie ermöglichen einen stufenweisen Aufbau neuer Verhaltensweisen.

Der psychologischen Diagnostik im klassischen Sinne kommt in dieser Phase eine untergeordnete Bedeutung zu. An ihre Stelle tritt die Verhaltensbeobachtung und Verhaltensanalyse, die es methodisch besser ermöglichen, den augenblicklichen Zustand sowie die Fortschritte des Rehabilitanden zu erfassen.

Beim von Geburt an behinderten Kinde läßt sich die 1. Phase der Rehabilitation im Bereich der Früherkennung und Frühbetreuung ansetzen. Je früher die Behinderung erkannt wird, desto größer ist die Chance, sowohl im medizinischen wie im pädagogisch-psychologischen Bereich etwas gegen die Auswirkungen tun zu können. Hier liegen die psychologischen Aufgaben in der Kontrolle der einzelnen Entwicklungsschritte und bei der Beratung der Eltern. Zunächst sind es hier die Eltern, die mit dem Problem „Behinderung“ fertig werden müssen. Schon gesunde Kinder machen nicht immer nur Freude; oft entwickeln sich Gefühle von Ablehnung und Aggression. Diese normalen Empfindungen führen gerade bei Eltern behinderter Kinder zu Schuldgefühlen, was sie in ihrem gesamten Sozialisationsverhalten verunsichert. Da die Rehabilitation behinderter Kinder noch komplexer anzusehen ist als die von Erwachsenen, sollten Arzt, Pädagoge und Psychologe mit anderen therapeutischen Fachkräften in Teamform mit dem behinderten Kinde arbeiten. Dabei ist die Mitarbeit der Eltern von unerläßlicher Bedeutung. Kann es doch nicht darum gehen, mit dem Kind zu einer bestimmten Zeit über die Woche verteilt zu üben. Diese Übungen gewinnen erst ihre volle Bedeutung, wenn sie durch die Mitwirkung der Eltern mit den alltäglichen Verrichtungen angewandt werden und dem Kinde in der jeweiligen Situation zur Verfügung stehen.

2.2. Zur Rehabilitationsvorbereitung

Nach Abschluß der medizinischen Maßnahmen bzw. bei Kindern vor der Einschulung ist es angebracht, genau abzuklären, welche weiteren Rehabilitationshilfen eingesetzt werden sollen. Hierzu ist ein Rehabilitationsplan zu erstellen. Nur allzu häufig wird aus vielerlei Gründen einfach das Nächstliegende getan und damit die 2. Phase der Rehabilitationsvorbereitung übersprungen. Die bisherigen Erfahrungen zeigen jedoch, daß Eingliederungsversuche ohne entsprechende fachliche Abklärung zu gravierenden Störungen der weiteren Rehabilitation führen können.

In der 2. Phase wird der augenblickliche Stand der Rehabilitation überprüft und nach einer umfassenden Diagnostik der weitere Verlauf festgelegt. Für diese Diagnostik ist die Zusammenarbeit von den verschiedensten Fachleuten nötig. Die Medizin wird in der Regel vertreten durch Orthopädie, Traumatologie, Neurologie, Psychiatrie usw. sowie von Physio- und Ergotherapie und Logopädie, die Pädagogik vom Fachpädagogen der einzelnen Schulzweige bzw. der Berufsausbildung, die Psychologie vom Klinik- bzw. Arbeitsamtpsychologen. Ferner gehören dem sog. Fachteam Sozialpädagogen bzw. Rehabilitationsberater an. Die klinische Psychologie ist insofern bedeutsam, als sie abklären sollte, inwieweit das Problem der Behinderung und daraus resultierende Schwierigkeiten vom Rehabilitanden bisher bewältigt wurden und künftig bewältigt werden können. Ferner wie er für zukünftige Maßnahmen motivierbar ist und welche psychotherapeutischen Hilfen unterstützend erforderlich werden, will man nicht eine spätere Ausbildung in Frage stellen (Abb. 3).

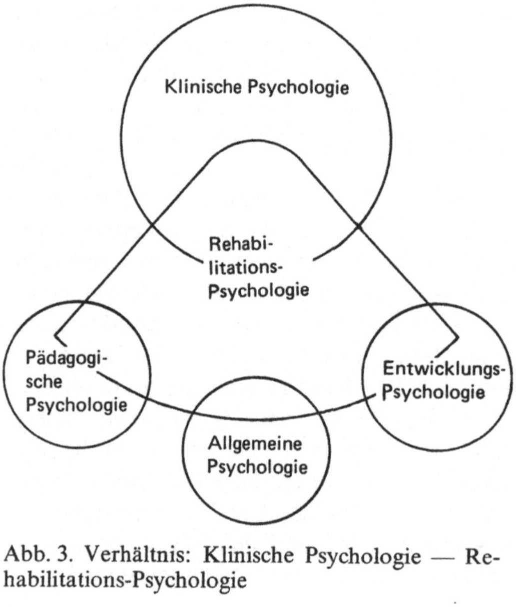

Abb. 3. Verhältnis: Klinische Psychologie — Rehabilitations-Psychologie

Der Psychologe, der sich mit Arbeits- und Berufsfragen befaßt, hat über die Durchführung von Eignungstests hinaus weitere Fragen anzugehen. Z. B. für welchen Beruf ist der Rehabilitand motiviert? Ist er aufgrund der Behinderungsfolgen dafür geeignet? Welcher Beruf ist aufgrund der Behinderung bzw. der späteren Vermittelbarkeit auszuschließen? Welche intelligenzhemmenden Faktoren liegen vor? Welche spezifischen Intelligenzausfälle schließen einen bestimmten Beruf aus?

Im schulpsychologischen Bereich ist abzuwägen, welcher Bildungsweg für das behinderte Kind am zweckmäßigsten ist. Soll es z. B. zunächst in eine Normalschule eingeschult werden oder lassen sich bereits Momente absehen, die auf eine Überforderung hinweisen? Ist eine Sondereinrichtung für körperbehinderte Kinder angezeigt, um eine extreme Verlangsamung sowie Gestalterfassungsschwächen rechtzeitig auffangen zu können oder ist der medizinisch-pflegerische Aufwand so groß, daß an eine Spezialeinrichtung wie eine Heimsonderschule für Körperbehinderte gedacht werden muß?

All diese Fragen sind genau zu prüfen und in den verschiedenartigsten Kombinationsmöglichkeiten zu berücksichtigen. Wie z. B. Besuch einer Malschule für die ersten zwei Schuljahre, dann Umschulung in eine Sonderschule für Körperbehinderte bzw. einer Einrichtung mit der Möglichkeit, eine weiterführende Schule zu besuchen.

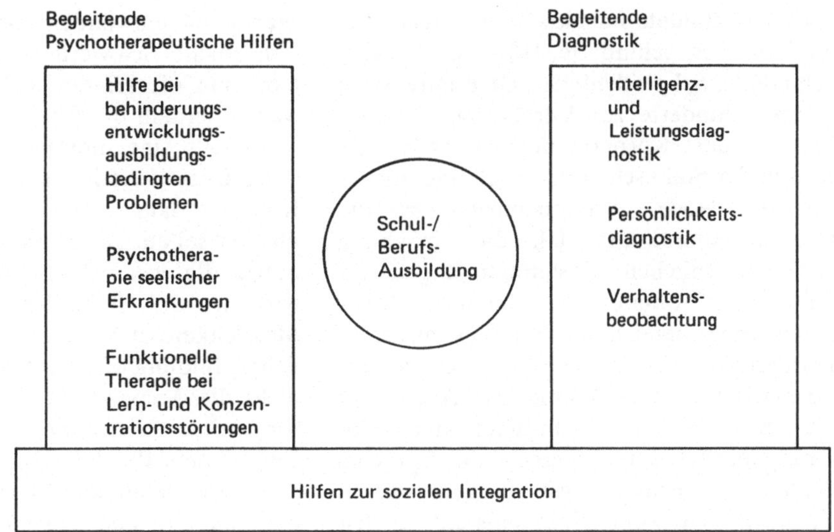

Abb. 4.

2.3. Berufliche und schulische Rehabilitation

Diese 3. Phase nimmt in der Regel die längste Zeit in Anspruch. Hier steht die berufliche bzw. die schulische Ausbildung im Mittelpunkt (Abb. 4).
Die psychologische Aufgabe beschränkt sich nicht allein auf Lernhilfen oder auf pädagogische Fragen. Der Ausbildungserfolg hängt oft von begleitenden psychotherapeutischen Maßnahmen ab. Die neue Situation mit ihren Problemen läßt den Psychologen nicht nur als Diagnostiker gefragt sein, der über die augenblickliche Lernfähigkeit sowie damit verbundenen Grundproblemen Auskunft geben kann, sondern ebenso den Therapeuten, der in der Lage ist, mit Stützmaßnahmen die Ausbildung zu begleiten.

Die Schul- und Ausbildungssituation bestimmt also die Aufgaben der Psychologie:

1. begleitende Diagnostik

2. psychotherapeutische Hilfen bei der Problembewältigung

Man könnte einwerfen, wenn die 2. Phase der Rehabilitationsfindung sachlich richtig gelaufen ist, werden solche Begleituntersuchungen überflüssig. Durch die Rehabilitationsvorbereitung jedoch lassen sich eine Reihe kritischer Situationen vorhersehen und das Risiko damit verringern, es läßt sich jedoch nie völlig ausschließen.
Das Rehabilitationsgeschehen ist ein ständiger Prozeß, und bis heute ist man in der Psychologie nicht in der Lage, diesen Entwicklungsverlauf bis ins letzte exakt vorherzusagen. Ständig können unvorhersehbare Störfaktoren auftreten, die ein gezieltes psychologisches Eingreifen erforderlich machen. Die Schwierigkeiten liegen dabei nicht allein im Ausbildungsbereich. Da die berufliche Rehabilitation in der Regel in Zentren durchgeführt wird, ergeben sich auch soziale Auseinandersetzungen, die einmal im Zusammenleben mit anderen Rehabilitanden wie auch in der Trennung von Familie, Verwandten und Freunden liegen. All diese Fragen gehören zum Aufgabenbereich der Psychologie. Sie erfordern viel Einfühlungsvermögen und wissenschaftliche Kreativität, um echte Lösungshilfen anbieten zu können. Noch umfangreicher wird das psychologische Tätigkeitsfeld bei der Rehabilitation von Kindern und Jugendlichen. Hier treten zwei Gesichtspunkte in den Vordergrund:

2.3.1. Psychologie und Sonderpädagogik

Die moderne Pädagogik hat sich seit längerer Zeit besonders der Behinderten angenommen. So stehen für den Sonderschulbereich ausgebildete Fachkräfte für Geistigbehinderte, Lernbehinderte, Hör- und Sprachbehinderte, Sehgeschädigte und Blinde sowie Körperbehinderte zur Verfügung. Z. B. im Bereich der Körperbehindertenpädagogik wird in der praktischen Arbeit Beträchtliches geleistet. Noch ausbaubedürftig ist die Grundlagenforschung, d. h. die Forschung nach ursächlichen Zusammenhängen im physiologisch-organischen oder im seelisch-psychischen Bereich im Hinblick auf z. B. Lernfähigkeit, Motivierbarkeit, Konzentrationsstörungen, Legasthenie usw. Auch über die Trainierbarkeit verschütteter oder verlorengegangener Funktionen sowie Sprache, Gedächtnis, Erinnerungsvermögen, wissen wir noch recht wenig. Hier entsteht für den Psychologen ein breites Forschungsfeld. Die zu erwartenden Ergebnisse dürften Aufschluß über allgemein interessierende Fragen der Intelligenzentwicklung, der Lernfähigkeit usw. bringen.

2.3.2. Rehabilitation und Sozialisation

Rehabilitation behinderter Kinder und Jugendlicher schließt ihre Sozialisation mit ein. Begegnet man heute allgemein einer Verunsicherung im Erziehungsverhalten, so wird diese Verunsicherung durch den Umgang mit den verschiedensten Behinderungsformen noch unterstrichen. Den heute zur Verfügung stehenden Erziehungsmodellen fehlt die wissenschaftliche Absicherung, was die Gefahr mit sich bringt, Wissenschaftlichkeit durch Ideologie zu ersetzen. Zumindest in Teilfragen vermag die Psychologie ihre Hilfe durch Fort- und Weiterbildung der Sozialpädagogen anzubieten. So ist auf Gefahren hinzuweisen, die in einem falsch verstandenen Mitleid und in der Identifikation mit den Problemen der Kinder und Jugendlichen liegen. Für Kommunikationsstörungen und Konflikte können psychologische Lösungsstrategien vermittelt und eingeübt werden. Ferner ist auch hier eine psychologische Grundlagenforschung notwendig, um die Sozialisation im Rahmen der Rehabilitation auf eine solide Basis zu stellen.

Man kann einwenden: wenn die Sozialisation solche Schwierigkeiten macht, warum läßt man die Kinder nicht bei den Eltern, was außerdem die Integration mehr fördern würde als eine internatsmäßige Unterbringung. Es ist sicherlich richtig, daß behinderte Kinder so lange es realisierbar ist zu Hause bleiben sollen. Die Heimsituation wird aber notwendig, wenn die Schwere und die Auswirkung der Behinderung keine andere Möglichkeit der schulischen bzw. beruflichen Bildung offenläßt. Hier hat das Heim nicht die Aufgabe, die Familie zu ersetzen, sondern es übernimmt temporär bestimmte Funktionen. Psychologisches Ziel muß sein, die Kinder nicht dem Elternhaus zu entfremden, sondern eine enge Bindung zu unterstützen. Dies setzt voraus, daß die Wochenenden gemeinsam mit den Eltern verbracht werden können. Dadurch unterscheidet sich auch ein Rehabilitationszentrum für behinderte Kinder und Jugendliche von einem üblichen Heim.

2.4. Soziale und berufliche Integration

Es mag zunächst erstaunen, Integration als eine eigene Phase im Rahmen der Rehabilitation anzuführen. Eigentlich sollte man meinen, daß diese Integration in die Umwelt während der 3. Phase geleistet wird. Bereits im Verlauf der Ausbildung müßten genügend Kontakte mit anderen Behinderten und Nichtbehinderten entstehen, die eine spätere Integrationsphase, die sich der Ausbildung anschließt, erübrigen. Sicherlich sind solche Integrationsbemühungen bereits Aufgabe der 3. Phase. Der Schonraum der Ausbildungseinrichtung sowie die damit verbundene Sondersituation setzt jedoch natürliche Grenzen.

Selbst bei vorherigem Einüben bringt die Eingliederung in das Berufsleben besondere Probleme mit sich. Der Behinderte ist nicht mehr im Schonraum einer Ausbildungseinrichtung. Er muß sich an einem Arbeitsplatz zurechtfinden, der oft alles andere als behinderungsfreundlich ist. Weiterhin muß er sich mit Arbeitskollegen auseinandersetzen, die nicht immer in der Lage sind, auf seine behinderungsbedingten Probleme Rücksicht zu nehmen.

Die 4. Phase hat demnach eine eigenständige Funktion im Rehabilitationsablauf. Es genügt nicht, den Behinderten auszubilden, ihn theoretisch auf einen Arbeitsplatz vorzubereiten, um ihn nach der Vermittlung durch das Arbeitsamt seinem Schicksal zu überlassen. Da Rehabilitation stets Eingliederung in die Gesellschaft bedeutet, darf die begleitende Stützmaßnahme nicht in dem Augenblick aussetzen, in dem die Bewährung beginnt. Gerade jetzt braucht der Behinderte psychologische Hilfen, um mit all dem Neuen, was auf ihn zukommt, fertigzuwerden. Hierzu gehört z. B. Selbstbehauptungstraining, um die nötige Sicherheit zu gewinnen, Wünsche und Bedürfnisse am Arbeitsplatz zur Sprache zu bringen; therapeutische Gesprächsführung, um das eigene Erleben in der neuen Situation zu reflektieren. Hinzu kommen technische Hilfen im Privatleben und am Arbeitsplatz, die oft viel zur Erleichterung beitragen können.

Der Behinderte verfügt nämlich in der Regel über einen begrenzten seelischen Energievorrat, den es geschickt einzusetzen und über den gesamten Tagesablauf zu verteilen gilt.

Erst wenn es dem Behinderten gelingt, sich in seiner Arbeitswelt wie im privaten Bereich zurechtzufinden, ist Rehabilitation erfolgreich abgeschlossen.

Nachdem wir uns zunächst mit dem Verlauf der Rehabilitation auseinandersetzten, sollen im folgenden die Probleme beleuchtet werden, wie sie sich im Rahmen des Rehabilitationsgeschehens für den Psychologen auftun. Wie schon eingangs erwähnt, steht dabei das schlaglichtartige phänomenologische Erhellen des Problems im Mittelpunkt, nicht die Zusammenschau empirisch gewonnener Forschungsergebnisse. Die augenblicklich vorliegenden Daten bergen so viele Probleme in sich, daß bei der hier gebotenen Kürze mißverständliche, voreilige oder gar falsche Akzente gesetzt werden könnten.

3. Psychodiagnostik in der Rehabilitation

Wie in anderen Bereichen auch, werden an die Psychologie Fragen nach dem Leistungsbereich und nach der Persönlichkeitsstruktur im Rahmen der Rehabilitation gestellt. Hierbei kommt dem Begriff „Leistung“ nicht vorwiegend eine ökonomische, sondern eine personale Dimension zu: was kann ein Behinderter „leisten“, um sich zu verwirklichen, wie kann er Ausfälle kompensieren und sich verselbständigen. Die diagnostische Fragestellung ist demnach nicht mit Schwerpunkt auf die Erfassung eines Iststandes ausgerichtet, sondern auf das, was vom Rehabilitanden noch erreicht werden kann. So können herkömmliche Testverfahren nicht einfach übertragen werden, was noch unterstrichen wird, wenn man die Vielfältigkeit und individuelle Auswirkung der Behinderung berücksichtigt.
Wird in der herkömmlichen Weise der einzelne mit einer Bezugsgruppe verglichen, können zum Beispiel augenblickliche Leistung und Anforderung eines Berufsfeldes in Beziehung gesetzt werden. Es fehlt jedoch jede Vergleichbarkeit, wenn die „individuelle Leistungsmöglichkeit“ im Mittelpunkt steht.
So ist in der Intelligenz- und Leistungsdiagnostik im Bereich der Rehabilitation zu unterscheiden zwischen:

a) berufsbezogener Diagnostik
b) funktionsbezogener Diagnostik

3.1. Berufsbezogene Diagnostik

Aufgabe der berufsbezogenen Diagnostik ist es, die augenblickliche Leistungsmöglichkeit festzustellen und anhand der gewonnenen Ergebnisse Hilfestellungen für eine Berufsausbildung zu leisten.
Nun spielen bei fast allen Intelligenz- und Leistungsverfahren Zeit und Raumerfassung eine große Rolle, was die Testdurchführung für den Körperbehinderten erschwert, und sowohl Reliabilität als auch Validität in Frage stellt. Leistung ist abhängig von der Zeiteinheit, in der sie erbracht wird. Eine Behin-

derung, die zu überdurchschnittlicher Verlangsamung des Bewegungsablaufes führt, läßt nur die Feststellung zu, daß die geforderte Leistung in der üblichen Zeiteinheit nicht erbracht werden kann. Damit ist über die tatsächliche Leistungsfähigkeit mit technischen Hilfen, kompensierendem Üben usw. keine Aussage möglich. So gewinnt man auch über die tatsächliche Intelligenzleistung keinen Überblick, wodurch das Testergebnis erheblich eingeschränkt wird.

Wie wenig die Gültigkeit der Verfahren bestehen bleibt, zeigt auch die behinderungsbedingte Auseinandersetzung mit der Räumlichkeit. Räumliche Körpererfahrung ist für uns unreflektierte Selbstverständlichkeit. Bereits der Säugling erfährt seinen Körperraum, erweitert ihn zum Greif- und Bewegungsraum und lernt später Raum — ganz wörtlich erlaufen; Erfahrungen, die der Behinderte oft nicht machen kann. So wird die gesamte räumliche Welt anders erfahren, was in Wahrnehmungsausfällen und damit häufig in Intelligenzstörungen seinen Niederschlag findet. Bei Testverfahren wie Raven oder CFT sollen jedoch nicht Wahrnehmung, sondern das kognitive Erfassen und Umgehen mit Gesetzmäßigkeiten gemessen werden.

Die schlüssige Forderung aus dem Gesagten ist, Testverfahren nicht allein auf die Behinderten-Bezugsgruppe hin zu validieren, sondern auch die Reliabilität zu überprüfen, um gegebenenfalls eigene Verfahren zu entwikkeln. Eine solche Forderung ist leicht gesagt, aber schwer zu realisieren. Gilt es doch, erst Kriterien zu finden, die ein wissenschaftliches Angehen dieser Probleme ermöglichen. Dabei stößt man auf zwei grundsätzliche Schwierigkeiten. Zunächst, nach welchen Kriterien sind Bezugsgruppen zusammenzustellen? Wir sind im Augenblick gewohnt, die medizinische Diagnose zugrunde zu legen. Nun ist aber eine Diagnose wie Cerebralparese nichts anderes als ein genealogisch-medizinischer Sammelbegriff für einen psychologisch noch nicht erwiesenen Funktionszusammenhang. Es spricht einiges dafür, daß die unterschiedlichsten medizinischen Diagnosen wie CP, Dysmelie und Muskeldystrophie bei ähnlicher Behinderungsauswirkung nach psychologischen Kriterien größere Gemeinsamkeiten aufweisen als die Gruppe der Cerebralparetiker untereinander.

Damit nicht genug; auch das Testergebnis im statistischen Sinne ist nicht allein wesentlich, sondern ebenso die Art und Weise seines Zustandekommens. Im Sinne Piagets [16] ist der Weg, der zur Lösung führt, diagnostisch noch interessanter als das reine Endergebnis. Können wir doch über den Lösungsweg Kenntnisse gewinnen über den Kompensationsansatz von Ausfällen und eine damit häufig verbundene Fehlerquelle. Einiges spricht dafür, daß ein im Ansatz fehlgeleiteter Kompensationsversuch zwar zunächst Erfolg bringt, später jedoch keinen weiteren Ausbau zuläßt. Z. B. kann auf einem falsch angelegten Fundament von Zahlenvorstellungen kein Abstraktionsgebäude mathematischer Zahlenbegriffe errichtet werden.

Solche Probleme ließen sich beliebig erweitern, um zu unterstreichen, wie sehr die Intelligenz- und Leistungsdiagnostik im Rahmen der Rehabilitation noch im argen liegen.

3.2. Funktionsbezogene Diagnostik

Mit funktionsbezogener Diagnostik ist eine Individualdiagnostik gemeint, die Funktionsverbindungen, Ausfälle und deren Kompensation im Felde des betroffenen Individuums erfaßt. Was hiermit gemeint ist, läßt sich am deutlichsten bei Unfallbehinderten aufzeigen. Bestimmte psychische Funktionen sind gestört oder fallen aus. Man denke nur an die amnestische Aphasie. Mit ihrem gezielten Angehen in der Logopädie gelingt es, kognitive Funktionen mitzuüben, die vorher verschüttet waren. Ähnliche Beobachtungen lassen sich im Rahmen der Physio- und Ergotherapie machen. Auch hier wird einiges aus dem Intelligenzbereich mitgeübt. Um alle therapeutischen Kräfte in einem gezielten Zusammenspiel einzusetzen, ist eine gezielte Psychodiagnostik nötig. Ansätze hierzu bietet die psychometrische Einzelfalldiagnostik. Wichtig ist zu erfahren: welche Funktionen in der Persönlichkeitsstruktur stehen miteinander in Beziehung; sind sie bei Ausfall übbar und in welcher Reihenfolge, und welche Kompensationsmöglichkeiten bieten sich bei Beeinträchtigung an?

3.3. Persönlichkeitsdiagnostik

Auf den ersten Blick kommt der Persönlichkeitsdiagnostik im Rahmen der Rehabilitation weniger Bedeutung als der Leistungsdiagnostik zu. Geht es doch mit Schwerpunkt um die berufliche Eingliederung.

Rehabilitation ohne Miteinbeziehung der Persönlichkeit des Behinderten ist jedoch nicht möglich. Ihr Erfolg ist in gleichem Maße von der Persönlichkeitsstruktur wie von Leistungsfaktoren abhängig.

Im Rahmen einer allgemeinen Persönlichkeitsdiagnostik stehen Neurotizismusfaktoren bzw. Störmomente der Person im Vordergrund. Für die Persönlichkeitsdiagnostik im Rahmen der rehabilitativen Hilfen schieben sich andere Faktoren in den Vordergrund, z. B. Einstellung zur Behinderung und deren Bewältigung, Motivierbarkeit. Sie wirken sich ähnlich beeinträchtigend wie seelische Störmomente auf den Behinderten aus.

Wie bei den Leistungsverfahren ist auch hier zu prüfen, ob die vorgegebenen Testverfahren wie z. B. der FPI und der MMPI auf diese Bezugsgruppe anzuwenden sind, auf eine Bezugsgruppe von körperlich bzw. psychisch Behinderten.

Einmal ist fraglich, ob es den „Körperbehinderten" bzw. den „psychisch Behinderten" überhaupt gibt. Die scheinbare numerische Einheit verbirgt die heterogene Zusammensetzung der Population, z. B. der Muskeldystrophiker wie der Hämophile sind beide körperlich behindert; dennoch läßt sich z. Z. kein Persönlichkeitsfaktor auffinden, der beiden aufgrund der Behinderung gemeinsam wäre.

Erschwerend für die Gültigkeit von Persönlichkeitstests sind ferner behinderungsspezifische Bemühungen. So wird z. B. der körperlich Behinderte dazu angehalten, besonders auf seine Körperempfindungen zu achten. Er weiß in der Regel genauer als der Nichtbehinderte über seine körperliche Befindlichkeit Bescheid. Entsprechend beantwortet er die „psychosomatischen" Fragen unter diesem Gesichtspunkt, womit sie nicht mehr im Hinblick auf neurotische Störungen interpretierbar sind.

Die in diesem Zusammenhang immer wieder diskutierte Frage lautet: Ist der Behinderte für seelische Störungen anfälliger und neigt er eher zu Verhaltensstörungen und Neurosen als der Nichtbehinderte? Zur Beantwortung bieten sich unterschiedliche theoretische Ansätze an, um das Verhalten und Erleben bei den verschiedenen Behinderungen zu interpretieren. Der Bogen läßt sich vom individuell-psychoanalytischen Ansatz über den sozialpsychologischen bis zum verhaltenstheoretischen Erklärungsmodell spannen. Da der Methodenstreit zwischen Tiefenpsychologie und Verhaltenspsychologie in absehbarer Zeit kaum entschieden werden kann, bewährt sich in der Praxis der Rehabilitation, auf diejenige Methode zurückzugreifen, die die beste Operationalisierung und Umsetzung in einen Rehabilitationsplan ermöglicht. Im Augenblick liegt der Schwerpunkt auf verhaltenspsychologischen Modellen, die den Vorzug haben, daß sie selbst bei empirischen Forschungen verifizierbar bzw. falsifizierbar sind. Dies erleichtert das Auffinden relevanter Persönlichkeitsfaktoren für die Rehabilitation. Zusammenfassend ist zu sagen: Die in der Praxis angewandten gängigen Testverfahren lassen sich nicht auf eine Behinderten-Population übertragen; sie werden durch die andere Bezugsgruppe in ihrer Aussagegültigkeit beeinträchtigt. Spezielle Testverfahren im Rahmen der Rehabilitation sind wünschenswert. Bis sie zur Verfügung stehen, liegt es in der Verantwortlichkeit des Psychologen, im jeweiligen Falle zu entscheiden, wie die Testergebnisse zu interpretieren sind.

4. Psychotherapie

Legt man die Zahlen psychischer Störungen der bundesdeutschen Bevölkerung zugrunde, so ist von vornherein mit einer Störungsquote von 15–25% bei Rehabilitanden zu rechnen. Da eine Behinderung viele Lebenssituationen erschwert, einschränkt oder unmöglich macht, ist hypothetisch in einer solchen Population mit einer weit größeren Anzahl von psychischen Auffälligkeiten zu rechnen.

Neurosen bzw. Verhaltensstörungen entstehen als Reaktion auf nichtbewältigte Umweltsituationen oder Erlebnisweisen. Sie sind fehlgesteuerte Lösungsversuche, die zu einem scheinbaren Erfolg führen, der jedoch bereits neue Störungsquellen in sich birgt. Entweder wird dem Betroffenen bewußt, daß er lediglich eine Scheinlösung erreicht, oder daß die begleitenden Folgen in keinem Verhältnis zu dem tatsächlich Erreichten stehen.

Oft ist es nicht abzuklären, inwieweit Verhaltensauffälligkeiten organisch fundiert (z. B. bei CP-Patienten), notwendige Folgen der körperlichen Behinderung oder unabhängig von beidem im Laufe der Sozialisation erworben wurden. Eine genauere Abklärung ist für das zu wählende Therapieverfahren von großer Bedeutung. Selbst wenn noch keine einschlägigen Untersuchungen vorliegen, wann welche Therapieform angezeigt ist, ist es sicher zweckmäßiger, eine genau umschreibbare behinderungsspezifisch erworbene Verhaltensstörung verhaltenstherapeutisch anzugehen, anstatt einen gesprächstherapeutischen Ansatz zu wählen. Da es die einzig richtige Therapie nicht gibt, sind alle therapeutischen Methoden und Ansätze geeignet, im Rahmen der Rehabilitation eingesetzt zu werden. Es sprengt den Rahmen dieser Darstellung, wollte man die Bedeutung und die Möglichkeiten aller Therapieformen darstellen. Daher sollen lediglich die wesentlichsten Therapieformen dargestellt und ihr Grundansatz beleuchtet werden, um dem rehabilitationsbezogenen Problembereich folgen zu können. Dies kann — man denke nur an die vielfältigen Ursachen einer psychischen Störung — nicht bedeuten, daß diese rehabilitationsbezogenen Besonderheiten immer und in jedem Falle eine Rolle spielen, sondern lediglich, daß der Therapeut mit ihrem Auftreten rechnen muß.

4.1 Der psychoanalytische Ansatz im Rahmen der Rehabilitationstherapie

Heute, da der psychoanalytische Dogmatismus allgemein abgebaut wurde, sei unter dem Oberbegriff alles zusammengefaßt, was in irgendeiner Form an therapeutischem Ansatz auf Freuds Analyse zurückgeht. Für die Behandlungstechnik ist bedeutsam: die genetische Erklärung der Störung sowie die dynamische Determination seelischer Prozesse. Die analytische Erfahrung zeigte, daß das kognitive Erfassen von Störungszusammenhängen den Patienten nicht weiterbringen. Was erreicht werden muß, ist das emotionale Nacherleben der krankmachenden Situation. Dies führt in der Therapie zu regressivem Verhalten, d. h. der Betroffene fällt auf frühere Entwicklungsstufen zurück, um durch Auflebenlassen verdrängter Wunscherfüllungen den Komplex aufzulösen. Gegen diese seelische Arbeit werden von jenen Inhalten Widerstände aufgebaut, die am Zustandekommen des Verdrängungsvorganges beteiligt waren.
Der Widerstand wird durch die Übertragung überwunden. In ihr werden die positiven und negativen Gefühle zu früheren Bezugspersonen, die mit verdrängungsverursachend waren, auf den Therapeuten projiziert und damit ein Bewußtwerden dieser Gefühle ermöglicht. Der Weg hierzu ist die freie Assoziation und das Traummaterial.

Psychische Erkrankungen entstehen dann, wenn kindliche Bedürfnisse in den Entwicklungsphasen, in denen sie vor allem auftreten, nicht gelebt, sondern verdrängt werden. Nun können einige Behinderungsformen diese Entwicklungsphasen nie voll durchlaufen, wie z. B. ein Spina bifida-Kind, das die anale Phase nie abschließen wird und damit seine psychischen Bedürfnisse nie voll ausleben kann. Für den Therapeuten stellt sich die Aufgabe, kompensatorische Hilfen zu entwickeln. Dies gilt in gleichem Maße, wenn behinderungsbedingt kindliche Bedürfnisse in der oralen bzw. genitalen Phase nicht gelebt werden können. Der Therapeut muß damit umgehen lernen, daß die krankmachenden Momente nie völlig überwunden werden können.

4.2. Die nicht-direktive Gesprächstherapie im Rahmen der Rehabilitation

Grundlage hierfür bildet Rogers Lehre vom Selbstkonzept. Kennzeichen des Selbstkonzeptes ist die Einstellung zu sich selbst und zu seiner Umwelt. Da dieses Selbstkonzept auf Einstellungen beruht, ist es erworben und kann verändert werden. Jeder Mensch besitzt die Fähigkeit, sein Verhalten und sein Erleben — sind nur die Bedingungen geeignet — selbständig in Richtung auf Reifung und Selbstverwirklichung zu entwikkeln. Darum ist es nach Rogers Ziel jeder therapeutischen Arbeit, eine angstfreie zwanglose Atmosphäre zu schaffen, die es dem Klienten erleichtert, Einsicht und Klarheit in seine Probleme zu gewinnen. Der Therapeut nimmt dabei am Schicksal des Klienten Anteil und verhält sich nicht direktiv, d. h. er enthält sich jeder Form von anweisendem Eingreifen. Das Postulat ist, daß dem Klienten durch diese günstigen Umstände ermöglicht wird, zu einer Einstellungs- und Verhaltensänderung in dem von ihm angestrebten Sinne zu kommen.

Das Selbstkonzept des Behinderten orientiert sich oft an der nichtbehinderten Umwelt, d. h., selbst wenn die Behinderung akzeptiert wird, das augenblickliche Erleben und Verhalten so verändert werden soll, als gäbe es keine Behinderung. Die Korrektur des Selbstkonzeptes setzt voraus, daß sich die Störung erkennen und aufheben läßt. Damit ist eine kognitive Forderung verbunden, die von einer Reihe Behinderter (z. B. bei hirnorganischen Schäden) nicht zu leisten ist. Noch mehr ins Gewicht fallen dürfte, daß der Faktor der Behinderung oft Ursache dieses gestörten Selbstkonzeptes ist und weitaus schwieriger in die Therapie einzubeziehen ist wie z. B. Fehlwahrnehmung des eigenen Ichs oder fehlgeleitetes soziales Erleben. Die Behinderung als Faktor bleibt bestehen, was an den Betroffenen die Forderung stellt, mit dieser Behinderung zu leben und sie in sein Selbstkonzept voll miteinzubeziehen.

Therapeutisch besonders schwierig wird es, wenn aufgrund der behinderungsbedingten Abhängigkeit im eigentlichen Sinn des Wortes gar kein Selbstkonzept entsteht. Damit ist gemeint, daß der Behinderte das Konzept seiner ihn betreuenden und oft sehr liebevoll versorgenden Mitwelt übernommen hat. Selbst wenn es möglich wäre, eigene Vorstellungen und Bedürfnisse an die Stelle der unbemerkten Außensteuerung zu setzen, bleibt ein therapeutischer Erfolg in der Regel aus, da die selbstbildprägenden Bezugspersonen nur selten in die Therapie miteinzubeziehen sind.

4.3 Verhaltenstherapie im Rahmen der Rehabilitation

Der verhaltenstherapeutische Ansatz geht davon aus, daß menschliches Verhalten Ergebnis eines Lernprozesses ist. Ebenso wie jedes Verhalten wurde auch „falsches Verhalten" gelernt und ist damit genauso auch wieder zu verlernen. Das Lernen von Verhaltensweisen ist bestimmten Gesetzmäßigkeiten unterworfen wie sie den verschiedenen Lerntheorien zugrunde liegen. Die Bedingungen, die zum Fehllernen führen, werden in einer Verhaltensanalyse erfaßt und entschlüsselt. Entsprechend dem so gewonnenen Befund wird ein Therapieprogramm erstellt. Im Unterschied zu den bereits dargestellten Therapieformen setzt die Verhaltenstherapie unmittelbar am Problem selbst an und verlangt nur partielle Einsicht in die theoretischen Zusammenhänge.

Im Bereich der Rehabilitation ist es für den Verhaltenstherapeuten oft schwierig, bei entsprechenden Behinderungsbildern herauszufinden, welche Verhaltensweisen mit der Behinderung erworben wurden und nicht oder nur geringfügig zu variieren sind (z. B. bestimmte Verhaltensweisen bei der Cerebralparese), welche zwar behinderungsabhängig, aber durchaus umstrukturierbar, und welche auf andere Faktoren zurückzuführen sind, wann es sich also um Verhaltensstörungen im üblichen Sinne handelt. Dabei ist die Verhaltenstherapie entsprechend ihrem theoretischen Ansatz empirisch orientiert, leichter als andere Therapieformen ist sie auf Gegebenheiten im Bereich der Rehabilitation zu modifizieren. Dieser Vorteil allein würde ihr jedoch noch keinen bevorzugten Platz innerhalb der therapeutischen Verfahren einräumen. Ihr wesentlicher Vorteil liegt in der Möglichkeit, mit verhaltenstherapeutischen Techniken sozialisationsbedingte Verhaltensdefizite anzugeben und — was gerade für Körperbehinderte wesentlich ist — kompensatorische Verhaltensweisen aufzubauen. Damit wird es zugleich möglich, auch andere Therapiebereiche wie z. B. Physio- und Ergotherapie sowie Logopädie mit in die Bemühungen einzubeziehen; Verhaltensmodifizierende Verfahren sind nicht nur im Rahmen der Psychotherapie, sondern auch in Schule und Ausbildung einzusetzen. Dies ist z. B. möglich in Form von Konzentrationstraining, Lerntechniken usw.

4.4. Gruppentherapeutische Verfahren in der Rehabilitation

Eine Darstellung gruppentherapeutischer Verfahren stößt auf die Schwierigkeit, daß es Gruppentherapie als eine eigenständige Methode nicht gibt. Vielmehr wird Gruppentherapie auf psychoanalytischer, auf nichtdirektiver und auf verhaltensmodifizierender Grundlage durchgeführt. Hinzu gesellen sich noch unmittelbar gruppenbezogene Verfahren wie Rollenspiel und Psychodrama. Allen gemeinsam ist die Gruppensituation als Rahmen innerhalb dessen Therapie durchgeführt wird. Dies bedeutet noch nicht, daß die Gruppe als therapeutischer Faktor einbezogen ist. Einiges spricht nämlich dafür, daß — trotz gegenteiliger Beteuerungen — die Gruppentherapie aus der Not geboren wurde. Viele Patienten, wenig Therapeuten; oft vor allem in psychiatrischen Kliniken ein unlösbares Problem. Hier vermag die Gruppenpsychotherapie wenigstens etwas abzuhelfen, erreicht doch so der Therapeut mehrere Patienten gleichzeitig.
Lassen wir das therapieökonomische Moment einmal beiseite und suchen wir nach Kriterien, wann die Gruppentherapie im Rehabilitationsprozeß etwas beisteuern kann.

Rehabilitation, soweit sie ausbildungsbezogen ist, findet in Gruppen statt, setzt damit Gruppenfähigkeit voraus. Außerdem sind bestimmte Bedürfnisse zu ihrer Verwirklichung an Beziehungen und an Kommunikation zumindest innerhalb einer Kleingruppe gebunden. Die Gruppentherapie bietet nun die Möglichkeit, so gelagerte Probleme unmittelbar im Rahmen einer Gruppe therapeutisch anzugehen und im Problemfeld selbst Lösungsmodelle zu suchen und einzuüben. Damit ist Gruppentherapie kein ökonomischer Ersatz für Einzeltherapie, sondern eine eigenständige Therapieform. So zeigt auch die Praxis, daß eine Vorbereitung in einer therapeutischen Einzelsituation auf die Gruppenarbeit erforderlich ist. Sie trägt außerdem dazu bei, eine positive Beziehung zum Therapeuten zu schaffen sowie Widerstand abzubauen, um sich mit der eigenen Problematik innerhalb eines Sozialgefüges auseinanderzusetzen.

5. Zukunft der Rehabilitationspsychologie

Ist es sinnvoll, im Rahmen der klinischen Psychologie eigens eine Rehabilitationspsychologie abzugrenzen, ist nicht vielmehr klinische Psychologie auch immer Rehabilitationspsychologie?
Einige Gründe sprechen dafür, eine eigene Rehabilitationspsychologie innerhalb der klinischen Psychologie zu fordern:

1. In der Rehabilitationspsychologie treten, vergleichbar der Geriatrie, Besonderheiten auf, die mit herkömmlichen diagnostischen

und therapeutischen Ansätzen nur begrenzt aufgefangen werden können.

2. Eine Modifikation des diagnostischen Instrumentariums kann sich nicht mit einer lediglich quantitativen Angleichung begnügen, vielmehr geht es darum, qualitativ neue Methoden einzuführen.
Z. B. ist es nicht damit getan, Testverfahren auf die Population der Rehabilitanden zu übertragen, sondern vielmehr qualitativ neue Verfahren zu entwickeln, die die Faktoren der Lernfähigkeit, der Regeneration verlorener Fähigkeiten und kompensatorische Ansatzmöglichkeiten beinhalten.

3. Für Rehabilitationsmaßnahmen werden psychologische Disziplinen bemüht, wie pädagogische Psychologie, allgemeine Psychologie usw.
So ist es für die Rehabilitation bedeutsam, Fragen der Wahrnehmung des eigenen Körpers und der eigenen Bewegung sowie Momente der Lernfähigkeit und Motivation unmittelbar in den diagnostischen und therapeutischen Rahmen einzubeziehen.

All dies spricht dafür, in Lehre und Forschung — wie es in der Medizin bereits geschehen ist — einen eigenen Bereich der Rehabilitationspsychologie abzugrenzen. Dies ist eine wesentliche Voraussetzung, um unser Wissen über Behinderungen und die daraus entstehenden psychischen Probleme zu erweitern. Darauf läßt sich erst eine Systematik der Rehabilitationspsychologie aufbauen. Dann wird es möglich sein, die hier lediglich konzeptionell aufgezeigten Vorstellungen Schritt für Schritt durch eine empirisch wissenschaftlich fundierte Systematik abzulösen.

Literatur

1. Bärsch, W.: Das behinderte Kind hat besondere Probleme. In: Das behinderte Kind in Schule und Gesellschaft. Braunschweig: Westermann 1967.
2. Begemann, E.: Zur Aufgabe einer Didaktik für körperbehinderte Kinder und Jugendliche. Z. f. Heilpäd. **20,** 273 – 286 (1969).
3. Bittmann, F.: Leistungsverhalten bei körperbehinderten Kindern. Berlin: Marhold 1971.
4. Bornemann, E.: Die Rolle des behinderten Menschen in Vergangenheit, Gegenwart und Zukunft. Jb. Dtsch. Vereinigung Rehabil. Behind. 1967.
5. Bracken, v. H.: Erziehung und Unterricht behinderter Kinder. Frankfurt: Akad. Verlagsgesellschaft 1968.
6. Brengelmann, J. C., Brengelmann, L.: Deutsche Validierung von Fragebogen der Extraversion, neurotischen Tendenz und Rigidität. Z. exp. ang. Psychol. **7,** 291 – 331 (1960).
7. Buck, E., Klemm, M.: Möglichkeiten der sozialen Integration Körperbehinderter. Die Rehabilitation **11,** 234 – 241 (1972).
8. Freyberger, H.: Psychosomatische Aspekte. In: Rehabilitation — Gemeinschaftsaufgabe unserer Gesellschaft. Kongreßbericht Kassel, 1971.
9. Fröhlich, Th.: Psychologie und Rehabilitation. In: Rehabilitation von Behinderten in Deutschland. Verein für öffentliche und private Fürsorge 33 – 64 (1966).
10. Hagmeier, E.: Die Rehabilitation Körperbehinderter als psychologisches Problem. Bonn: Bouvier 1955.
11. Herrmann, Th.: Psychologie der Erziehungsstile. Göttingen: Hogrefe 1966.
12. Hill, F.: Behinderte Kinder — vernachlässigte Kinder? Göttingen: Vandenhoeck & Ruprecht 1971.
13. Jansen, G. W.: Die Einstellung der Gesellschaft zu Körperbehinderten. Karlsruhe: Schindele 1972.
14. Kunert, S.: Ergebnisse der Persönlichkeitsforschung cerebral gelähmter Kinder. In: Heilpädagogische Bemühungen um die Rehabilitation spastisch gelähmter Kinder. 1965.
15. Kunert, S.: Verhaltensstörungen und psychagogische Maßnahmen bei körperbehinderten Kindern. Karlsruhe: Schindele 1973.
16. Piaget, J.: Gesammelte Werke. Stuttgart: Klett 1976.
17. Rehabilitation Psychology. American Psychological Association.
18. Rogers, C. R.: Die nicht-direktive Beratung (Counseling and Psychotherapy). München: Kindler 1975.
19. Rogers, C. R.: Die klient-bezogene Gesprächstherapie. (Client-Centered Therapy). München: Kindler 1975.
20. Saxer, G.: Emotionelle Schwierigkeiten des körperbehinderten Kindes. In: Kundert, S., Verhaltensstörungen und psychagogische Maßnahmen bei körperbehinderten Kindern. Karlsruhe: Schindele 1973.
21. Strasser, H., Seivert, G., Munk, K.: Das körperbehinderte Kind. Berlin: Marhold 1968.
22. Tausch, R.: Gesprächspsychotherapie. Göttingen: Hogrefe 1974.

Rehabilitation und Soziologie

H. P. Tews

Die Aufgaben der Soziologie in der Rehabilitation sind bisher wenig geklärt, ein mögliches Praxisfeld für Soziologen wurde noch nicht abgesteckt und nur eine geringe Zahl von Soziologen ist in Behindertenarbeit und Rehabilitation tätig. Forschung ist zwar durch eine Reihe von Projekten etabliert, Ergebnisse für diesen Bereich liegen aber noch nicht systematisiert vor. Auch die Umsetzung in Lehre und Ausbildung in den mit Rehabilitation befaßten Ausbildungsgängen steckt noch in den Anfängen.

Dieser Bericht basiert auf der verfügbaren Literatur, dem feststellbaren Stand von Lehre und Forschung und der Reflektion eigener Erfahrungen. Er kann, eingeschränkt, als Bestandsaufnahme und als Versuch der Bestimmung von Prioritäten gelten. Die inhaltlich zu diskutierenden Aufgaben (nicht abhängig von der Orientierung desjenigen, der diese vornimmt) sind durch die Frage zu ergänzen, ob Soziologie in der Rehabilitation ein Praxisfeld findet, das über bisher hinreichend plausibel darzustellende Funktionen der Soziologie in Forschung und Lehre hinausgeht. Ausgangspunkt hierfür sollte die Verwertbarkeit von Ergebnissen und ihre Umsetzung in die Praxis sein.

Äußerungen in der Fachliteratur über die derzeitige oder zukünftige Rolle der Soziologie in der Rehabilitation sind spärlich, obwohl es für das Soziologiestudium als wünschenswert bezeichnet wird, seine Erweiterung auf die Rehabilitation Behinderter, möglicherweise mit dem Ziel einer Zusatzqualifikation, auch in der Bundesrepublik in Angriff zu nehmen [1]. Ohne ein entwickelbares Praxisfeld aber kann dieser Forderung kaum entsprochen werden. Skepsis besteht, ob die Ausgliederung einer solchen Spezialdisziplin selbst nach der dringend notwendigen und zu erwartenden Vermehrung soziologischen Wissens über die Behinderten zu rechtfertigen ist [2].

Drei Aspekte sind in Beziehung zu setzen: *Erstens,* der Anspruch von Soziologie; *zweitens* die derzeitige Situation der Soziologie im Hinblick auf die Lebenslage der Behinderten; *drittens* der Zustand institutioneller Rehabilitation.

Erster Aspekt: Die Einsicht in die Vermittlung gesellschaftlicher Verhältnisse, deren Veränderbarkeit und historische Relativität, führt Soziologie seit je zur Kritik an diesen Verhältnissen mit dem Ziel ihrer Veränderung. Daß, je nach Orientierung und Ausgangspunkt, von Forderungen nach revolutionären Veränderungen bis hin zu wenig anspruchsvollem Reformismus manchmal kaum noch erkennbarer Schritte alle Variationen vorkamen und vorkommen *, mag dabei in den Augen von Nichtsoziologen nur wenig Vertrauen erwecken. Trotzdem wird der Anspruch auch auf noch so partielle Änderung gesellschaftlicher Verhältnisse Leitvorstellung bleiben.

Die Beurteilung des bestehenden Systems der Rehabilitation in der Bundesrepublik schwankt zwischen seinem wesentlich ökonomisch begründeten Aufbau in den letzten zwanzig Jahren mit dem Schwerpunkt beruflicher Rehabilitation einerseits und einer be-

* Die Wahrnehmung von Nichtsoziologen steht hierbei im Vordergrund, weniger die ausführlich geführte wissenschafts-theoretische Grundlagendiskussion mit ihren feinsinnigen Differenzierungen, die aber mit der möglichen Berufsrolle von Soziologen leider nur sehr wenig zu tun hatte.

grenzten Autonomie von Teilbereichen der Rehabilitation andererseits. Insgesamt erscheint bei Vergleichen mit z. B. sozialistischen Gesellschaften nicht ausgemacht, ob es Behinderten in jenen Gesellschaften besser geht. „Sozialistischer Humanismus besteht gerade darin, es auch einem Behinderten zu ermöglichen, daß er seine Arbeitskraft in den Dienst einer bedarfsorientierten Produktion stellen und als Subjekt an der Gestaltung einer sich emanzipierenden Gesellschaft — d. h. aber auch seiner eigenen natürlichen und sozialen Umwelt — mitwirken kann" [3]. Aber differenzierte Systemvergleiche setzen brauchbare Indikatoren voraus, die zum Teil erst noch zu schaffen sind.

Zweiter Aspekt: Eine „Soziologie und Sozialpsychologie der Behinderungen/Behinderten und der Rehabilitation" gibt es bis jetzt nur in Ansätzen. Die Behindertenfrage wird im Rahmen der von der Soziologie im letzten Jahrzehnt wiederentdeckten „Minderheiten", die zum Teil exemplarisch ins Zentrum der Diskussion gegenwärtiger gesellschaftlicher Zustände gestellt wurden, diskutiert. Dabei wird meist nicht getrennt zwischen Resozialisation [4] und Rehabilitation, selbst wenn beiden Bereichen ähnliche Prozesse der Verhaltensmodifikation zugrundeliegen mögen. Dies führt zur Frage, mit welcher Intensität voneinander trennbar scheinende Bereiche tatsächlich getrennt werden sollten. Es gibt zwar Ergebnisse in der Literatur, die einen eigenständigen Teilbereich der Rehabilitation rechtfertigen, die Übergänge zu anderen sozialwissenschaftlichen Gebieten sind aber durchaus fließend.

Einige allgemeine Aussagen lassen sich schon an dieser Stelle formulieren: Weder ist ein für allemal bestimmbar, was der Soziologie zugehört, noch was zu bearbeiten ihre Aufgabe ist. Die meisten Gegenstandsbereiche enthalten „soziologische Aspekte", sie mögen in einem Falle bedeutsamer sein als im anderen. Darüber hinaus gibt es Kernbereiche, die als vornehmlich soziologische bzw. sozialpsychologische zu bezeichnen sind.

Der dritte Aspekt betrifft die Entwicklung der Rehabilitation als Institution. Problemvielfalt vermittelt hier den Eindruck von „Überkomplexität". Die Entwicklung der Rehabilitation als eigenständiger Bereich ist abhängig von anderen Bereichen, aus denen sich Arbeitsgebiete mit rehabilitativen Zielsetzungen abspalten oder denen Ziele der Rehabilitation übergestülpt werden, weil — um ein Beispiel zu nennen — Medizin bei ausschließlich kurativer Orientierung ohne Einbeziehung rehabilitativer Zielsetzungen (Veränderungen im beruflichen und familiären Bereich) den sich heute stellenden Aufgaben nicht gerecht würde. So wird die ohnehin bereits hohe Komplexität zum Beispiel von schulischen und beruflichen Bildungsprozessen durch Behinderungen und deren Auswirkungen noch gesteigert. Komplexität von Problemen, in institutioneller Differenzierung sich niederschlagend, resultiert aus einem „clustering principle" [5] beim betroffenen Individuum: Mit der Behinderung ergeben sich nicht nur direkt auf sie bezogene Probleme, sondern mittelbar Folgeprobleme — von Veränderungen im täglichen Leben angefangen über den Beruf bis hin zum Wohnen, Freizeitverhalten u. ä. Orientiert man sich an heute existierenden Möglichkeiten der Hilfe und der Therapie, so ist die sich daraus in der Regel ergebende ‚Multiplizierung der Leistungen' nicht zu übersehen.

Eine Strategie, zunehmende Komplexität zu reduzieren, liegt in der Spezialisierung. Beispiel hierfür ist die Zunahme von Rehabilitationsberufen, die Diskussion darüber provozierend, wieviele Rehabilitationstreibende man sich leisten könne. Da im Rahmen der Bemühungen zur Professionalisierung neuer Berufe auch die entsprechenden Zuweisungsmechanismen und Selektionskriterien geschaffen und durchgesetzt werden müssen, ist — wird letzteres nicht erreicht — die Gefahr zunächst bloß weiter zunehmender Komplexität gegeben. Das System der Rehabilitation potenziert durch prinzipiell rechtfertigungsfähige Spezialisierung die Auffächerung und bei unveränderten Systemgrundlagen die Kompetenzen. Dieser Verdacht liegt nahe, wenn die Notwendigkeit der „Koordination" in der Rehabilitation immer wieder beschworen wird. Dabei geben andere Systeme im Rahmen der Entwicklung der Rehabilitation nicht nur Funktionen ab, sondern es gewinnt die organisierte Rehabilitation aufgrund ihrer Erfahrungen neue Funktionen dazu. Die inhaltliche Seite der Rehabilitation bestimmt sich wesentlich durch Ziele und Zielgruppen. Früher nicht als bildungsfähig angesehene werden unter bestimmten Bedingungen bildungs- und berufsfähig, früher „therapieresistente" Behinderungen werden der Therapie zugänglich, neue bisher unbekannte Behinderungsformen oder Behinderungsauswirkungen einschließlich sozialer treten auf. Gesellschaftlicher Wandel bringt Veränderungen sowohl bei Zielen als auch Zielgruppen der Rehabilitation. Diese Fragen sind dem Kernbereich einer Soziologie und Sozialpsychologie der Behinderungen/Behinderten und der Rehabilitation zuzurechnen.

1. Ausbildung in und Lehrfunktionen der Soziologie

Die Organisation des Soziologiestudiums befindet sich in einer Phase zwangsläufiger Umorientierung [6 – 9]. Ursachen sind hohe Absolventenzahlen und geringe Aufnahmefähigkeit des Arbeitsmarktes, die begrenzte Verwertbarkeit des im Studium Gelernten in konkreten Praxisfeldern, daraus die sich ergebende Notwendigkeit der Aufbereitung von Berufsfeldern durch Absolventen und Berufsanfänger selbst. Das Studium der Soziologie und Stand und Umfang sozialwissenschaftlicher Forschung in der BRD geraten nach veröffentlichten Untersuchungsergebnissen verstärkt in den Blickpunkt. So zeigt sich, zum Beispiel, daß nicht in einem Fach des Soziologiestudiums identische Programme an zwei Hochschulen existieren [10]. Behauptet wird, daß der Einfluß der Lehre der Soziologie auf die Ausbildung der Studenten heute nicht nur darin bestehe, „daß sie kein praktisches Problembewußtsein weckt, sondern daß sie dessen Entwicklung geradezu verhindert" [11].

Diese Situation wird dann prekär, wenn an Hoch- und Fachhochschulen neu geschaffene Stellen für Soziologie zumeist mit jungen, außeruniversitäre Praxis vornehmlich literarisch bewältigenden Stelleninhabern besetzt wird; wenn Forschung als Chance der Einarbeit in Praxisfelder Wachstumseinschränkungen rezessions- oder/und politisch bedingt erfährt. Aus Ergebnissen ist bekannt, daß bis zur Hälfte der Soziologieabsolventen im Hochschulbereich geblieben sind. Veränderungen hier verstärken auch bei rückläufigen Absolventenzahlen den Zwang zu Praxisorientierung, zur Schaffung von Berufsfeldern durch die Absolventen selbst. Auch bezogen auf den Bereich Behinderung und Rehabilitation stellt sich die Frage nach einem konkreten Berufsfeld.

Zeigen sich in einzelnen Berufsfeldern Chancen zur Berufstätigkeit, spricht einiges für die Orientierung an Spezialisierung. Bestehende Chancen der Ausbildung für ein spezielles Berufsfeld stellen die eine Seite dar. Eine zweite Perspektive ist die bereits sich durchsetzende Form der Lehre in rehabilitationsnahen Berufen. Lehrangebote finden sich in den sozialwissenschaftlichen Fachbereichen der Universitäten, den Pädagogischen Hochschulen und den Fachhochschulen für Sozialarbeit. Es gibt derzeit an drei Pädagogischen Hochschulen Dozentenstellen für die „Soziologie der Behinderten" (Heidelberg, Tübingen, Köln). Die Durchsicht von Vorlesungsverzeichnissen der Universitäten * brachte über das Lehrangebot der Universitäten einige verallgemeinerbare Aussagen. Folgende Fächer/Fachbereiche waren einbezogen: Erziehungswissenschaft, Sonderpädagogik/Sozialarbeit, Berufspädagogik/Arbeitslehre, Sozialwissenschaften, Soziologie,

* Soweit sie in der Universitätsbibliothek Heidelberg verfügbar waren (N = 46, davon 28 des Sommersemesters 1975, 18 des Wintersemesters 1975/76).

Psychologie, Arbeitsmedizin/Sozialmedizin/ Sozialhygiene. Das „Behindertenproblem" wird auch in Veranstaltungen angesprochen, die sich generell mit „Randgruppen" oder Minoritäten befassen. Denkbar ist die Behandlung der beruflichen Rehabilitation aufgrund ihres hohen Institutionalisierungsgrades im Rahmen beruflicher Erwachsenenbildung.

In der Ausbildung der Sonderschullehrer wird in der Sonderpädagogik auf soziologisch-sozialpsychologisch-psychologische Probleme eingegangen. Die Relation aber ist bescheiden. Ein Beispiel: bei rund 180 (!) Veranstaltungen der Sonderpädagogik im WS 1975/76 an der Universität Hamburg befassen sich nur etwa 10 — soweit aus den Titeln ersichtlich — explizit mit solchen Problemen. Dazu gehören dann auch Behindertenpsychologie, Organisationsstrukturen von Rehabilitationseinrichtungen, psychologisch-soziologische Aspekte der Behinderung bzw. spezieller Behinderungen. Fast ausschließlich geht es um Kinder und Jugendliche, zudem erfolgt die der Sonderpädagogik eigene Spezifizierung in neun Kategorien (Blinde, Sehbehinderte, Gehörlose, Schwerhörige, Sprachbehinderte, geistig Behinderte, Lernbehinderte, Verhaltensgestörte, Körperbehinderte).

Darüber hinaus hat das sonstige Angebot von Lehrveranstaltungen über Behinderungsfragen bei den einbezogenen Universitäten den Charakter des Zufälligen. Einige Male wird das Behindertenproblem verbunden mit rechtlichen Fragen (arbeits- und ausbildungsrechtliche Bestimmungen, Resozialisation und Rehabilitation in bezug auf Sozialverwaltungspraxis und Sozialgesetzgebung), mehrere Male wird „Projektarbeit" im Behindertenbereich (z. B. stadtteilorientierte Behindertenarbeit) angekündigt, einige Male gibt es explizit Veranstaltungen zur „Soziologie der Behinderten", desgleichen Einführungen in der Rehabilitationspsychologie. Insgesamt aber ist das Angebot mager. Vernachlässigt werden Erwachsene generell, der berufliche Bereich bei den Jugendlichen, die berufliche Rehabilitation Erwachsener speziell, desgleichen der strukturelle und institutionelle Rahmen der Rehabilitation (soweit er nicht im sonderschulischen Bereich mit abgehandelt wird).

Soziologiestudenten kommen in der Regel entweder über angebotene Veranstaltungen an diese Thematik, arbeiten sich über das Thema der Diplomarbeit ein oder sind durch häufig zufällige Berührung mit Rehabilitationseinrichtungen in konkreter Behindertenarbeit tätig, woraus Interesse auch an wissenschaftlicher Fundierung im Studium resultieren mag.

Die Entwicklung der Lehre im Bereich Soziologie war im letzten Jahrzehnt gekennzeichnet durch ein stürmisches Wachstum vornehmlich der Nebenfachfunktionen, wie zum Beispiel in den Fächern Recht, Medizin, Pädagogik, Sozialpädagogik, Sozialarbeit. „Die Neigung, das Fach Soziologie zu wählen, wenn es in den Studienordnungen anderer Studiengänge als Wahlfach zugelassen ist, nimmt rapide zu. Für manche Studiengänge, so etwa der rechtswissenschaftlichen und medizinischen, wird die Soziologie als wesentlicher Bestandteil des Grundstudiums oder als Vertiefungsfach fest eingebaut, wobei teils daran gedacht wird, den Studenten die Teilnahme an ausgewählten Veranstaltungen des Hauptfachangebots in Soziologie zu empfehlen, teils daran, insbesondere spezielle Soziologien im Rahmen anderer Fachbereiche oder Abteilungen zu schaffen" [8].

Die traditionelle Unterscheidung in Hochschule, Pädagogische Hochschule und Fachhochschule ist in den Gesamthochschulen durchbrochen, was praktisch zur gemeinsamen Nutzung vorhandener Kapazitäten (Abdeckung von Nebenfachfunktionen durch soziologische Fachbereiche) führt. Eine Übersicht über die Lehrfunktionen der Soziologie braucht hier nicht dargestellt zu werden, zumal es schwierig ist, einen verläßlichen Überblick zu gewinnen, Behinderung und Rehabilitation zudem als Spezialisierung betrachtet werden müssen. Für das *Hauptfach-Soziologiestudium* erscheint sowohl unter dem Gesichtspunkt der Aufbereitung eines Praxisfeldes als auch für Vermittlungsfunktionen in der Lehre mit dem Ziel „die verfügbaren Teilbestände soziologischen Wissens, die für die Bearbeitung von ausgewählten Praxisfeldern geeignet und einsetzbar erscheinen, unter dem Aspekt ihrer Handlungsrelevanz neu zu bestimmen und zu verknüpfen" [8] eine Schwerpunktbildung an einigen Universitäten oder Gesamthochschulen sinnvoll, selbst wenn die Aufnahmekapazität des Marktes für Soziologen derzeit eher als gering einzuschätzen ist. Dabei mag es von untergeordneter Bedeutung sein, ob dieser Schwerpunkt in einem soziologischen Fachbereich liegt oder ein anderer Studiengang in sozialwissenschaftlichen Bereichen existiert, an dem Soziologen partizipieren können. Die letztere Möglichkeit erleichtert wahrscheinlich die umfassendere, potentiell praxisorientiertere Ausbildung in der Form des Projektstudiums.

Für die Lehrfunktionen der Soziologie in der *Medizin-Ausbildung* trifft derzeit am ehesten zu, daß sie zu einer Art Überblickwissenschaft wird, „die nicht viel mehr als Verunsicherung bewirkt" [12], wahrscheinlich mehr noch bei Lehrenden als bei Lernenden. Die dort Lehrenden erleben die Verunsicherung in einem ohnedies überladenen, etablierten Studiengang, zumeist unter Lösung von soziologischen Fachbereichen und mit dem Anspruch, Soziologie auf das abfragbare Wissen eines ‚Gegenstandskatalogs medizinische Soziologie' zu reduzieren, damit dem medizinischen Lernmodus einzuverleiben, was einem an der Erklärung gesellschaftlicher Zusammenhänge orientierten Fach wesensfremd sein muß [13].

Für die Lernenden sind Bewältigungsstrategien durch die durchgängige Form des Studiums bereits präformiert, so daß auch in Soziologie ‚Prüfungsfragen' auswendig gelernt und abgehakt werden! Trotzdem mag hier in Zukunft eine begrenzte Chance zur Intensivierung der Lehre, wenn auch nicht im Grundstudium, sondern auf der Ebene der medizinischen Dissertation und eines später einmal zu schaffenden Postgraduierten-Studiums gegeben sein. Erst dort sind wahrscheinlich intensivere Auseinandersetzungen mit Krankheit/Behinderung und ihren soziologischen Aspekten möglich, zumal Rehabilitation im medizinischen Grundstudium heute noch als Anhängsel fungiert.

Ein breiteres Berufsfeld stellt Rehabilitation für *Sozialarbeit/Sozialpädagogik* dar, Krankheit/Behinderung und Rehabilitation werden an den Fachhochschulen für Sozialarbeit mehr oder weniger intensiv und teilweise schwerpunktmäßig behandelt. Die Ausbildung von Sozialarbeitern mit einer frühen Spezialisierung für die Rehabilitation ist zum Teil schon etabliert und durch die Differenziertheit des Praxisfeldes auch zu rechtfertigen. Zudem ist die Aufnahmefähigkeit des Arbeitsmarktes in diesem Bereich noch als günstiger anzusehen. Ein Curriculum unter Integration der Soziologie steckt aber noch in den Anfängen, bisher ist auch die Integration der Soziologie nach ihrer analytischen und praktischen Relevanz für das Studium von Sozialarbeit/Sozialpädagogik noch nicht gelungen. Die vorhandenen Lehrbücher erreichen zum Beispiel die Praxis der Sozialarbeit nur peripher durch Einfügung von Beispielen aus dem Berufsfeld. Schwerpunkte der Soziologie liegen, neben der Einführung in die Soziologie, bei abweichendem Verhalten und ‚Minderheiten', Medizin-, Familien- und Berufssoziologie, jeweils mit dem Bezugsrahmen Rehabilitation.

2. Systematisiertes Wissen?

Die in den vorangegangenen Abschnitten für Rehabilitation behauptete Komplexität schlägt sich in der Literatur nieder: Ansätze von Behinderungstheorien, makrosoziologische Problemstellungen und sozialpsychologische Perspektiven sind bisher nur mangelhaft verknüpft. Die Neigung, entweder Behinderungen und Behinderte pauschal zu behandeln oder aber (analog zu den entwickelten Sonderpädagogiken) nach Behinderungskategorien (Sehgeschädigte, Körperbehinderte usw.) zu differenzieren und dann von einer „Soziologie und Sozialpsychologie der Blinden“ usw. zu sprechen ist groß. Für die organisatorische und institutionelle Seite der Rehabilitation liegt aber unter dem Gesichtspunkt der Forschung noch nicht einmal eine Systematik der zentralen Fragestellungen vor.

Ein Großteil der vorhandenen Literatur, zum Beispiel zum sonderschulischen Bereich oder zur besonderen Situation spezifischer Behindertenkategorien enthält soziologisch-sozialpsychologische Fragestellungen, ohne daß diese im Detail als solche ausgewiesen werden. Darüber hinaus existiert relativ viel ‚graue‘ Literatur der in der Praxis tätigen Rehabilitationsfachleute, der ein wissenschaftlich-systematischer Ansatz fehlt.

Unter dem Titel „Disability and Rehabilitation“ liegt (bis 1971) eine ausführliche Bibibliographie [14] sozialwissenschaftlicher Literatur vor, die in Stichworten umfaßt: Konzepte und Messung von Behinderung, spezielle Behinderungen, Statistik und Epidemiologie, allgemeine Rehabilitationsliteratur, Behinderung und Verhalten (Reaktionen auf Behinderung, Einstellungen gegenüber Behinderten, Interaktion mit Behinderten), soziale und psychologische Aspekte der Rehabilitation, Behinderung und Beruf, Organisation der Rehabilitation und Programme, Rehabilitationsberufe und Forschung.

Aktuelle Literaturübersicht (mit angelsächsischem Schwerpunkt) ist am ehesten durch die Zeitschrift ‚Rehabilitation Literature‘ zu gewinnen. Ein Versuch, den breiten Bereich Behinderung und Rehabilitation in einem „Reader and Sourcebook“ abzuhandeln, der sowohl sozialwissenschaftliche Beiträge, mehr praxisorientierte als auch subjektive Erfahrungsberichte enthält, liegt in England vor [15]. Eine vergleichbare, in der Lehre sinnvoll einsetzbare Arbeit fehlt im deutschen Bereich.

Ebenfalls im angelsächsischen Bereich erschien 1970 von Safilios-Rothschild „The Sociology and Social Psychology of Disability and Rehabilitation“ [16]. Diese Arbeit faßt die vornehmlich (in den USA) bis dahin vorliegenden Ergebnisse zusammen und nimmt eine Systematisierung des Gegenstandbereichs vor. Auf sie wird deshalb im weiteren häufiger Bezug genommen. Die Bände von Jochheim und Scholz [1] enthalten keine hinreichende Verknüpfung zu vorliegendem sozialwissenschaftlichem Material, kaum psychologisch oder soziologisch-sozialpsychologische Ergebnisse. Dagegen stehen im ersten Band z. B. Fragen des Rechts im Vordergrund, nicht dagegen der Rechtspraxis. Rehabilitations-Einrichtungen in ihrer vielfältigen Form werden aufgezählt, nicht aber Ergebnisse zu deren Praxis aufgeführt.

Bei der „Soziologie der Behinderten“ von Thimm [2] handelt es sich um eine Zusammenfassung von Aufsätzen mit der Absicht, sie Studenten (vornehmlich der Sonderpädagogik) in komprimierter Form zur Verfügung zu stellen. Der Band enthält allgemeine Aufsätze über Behindertenprobleme, Lernbehinderte, das Problem der Chancengleichheit, Einstellungen, Untersuchungen zur Situation geistig behinderter Jugendlicher, psychisch Kranker, sozialpsychiatrische Probleme, Untersuchungen über Verhaltensweisen körperbehinderter Kinder, Aufsätze über Gehörlose, Sehgeschädigte und über die Situation alter Menschen. Da es sich — wie vom Herausgeber beabsichtigt — um eine Zusammenstellung von „Materialien“ und nicht um eine „Soziologie der Behinderten“ handelt, konnte eine Systematik nach theoretischen (sozialpsychologischen und soziologischen) Ansätzen zu Behinderung und Rehabilitation nicht erwartet werden. Bei institutionalisierter Rehabilitation bleibt der Organisationsaspekt zumeist ausgeblendet. Schule, Kinder und Jugendliche stehen als Zielgruppe im Vordergrund.

Die Reaktionen auf Behinderung variierten in historischen Gesellschaften stark. Sie reichten von Isolation und Vernichtung bis hin zu Privilegierung und Einschätzung besonderer Auserwähltheit (zum Beispiel bei Epilepsie, Blindheit, psychischen Störungen). Eine Reihe gesellschaftlicher Faktoren sind für die unterschiedlichen Bewertungen von Behinderungen ausschlaggebend [5, 17, 18].

Die sich entwickelnde Gesetzgebung für Behinderte und deren Rehabilitation ist Ausdruck veränderter Wahrnehmung von Behinderung und Behinderungsfolgen. Sie ist politisches Programm entsprechend ideologischer Zielsetzungen (zum Beispiel begründet durch die als notwendig angesehene Integration von Minoritäten). So geht Safilios-Rothschild ausführlich auf die historische Entwicklung der Rehabilitationsgesetzgebung in Amerika und in Kanada ein. Ein interkultureller Vergleich der Gesetzgebung bezogen auf den Entwicklungsstand von Gesellschaften steht derzeit noch aus.

Der Schwerpunkt der Entwicklung beruflicher Rehabilitation läßt sich ökonomisch begründen und zwar ohne zu große gesellschaftliche Widerstände zu institutionalisieren. Haaser [19] versucht, die Entwicklung der beruflichen Rehabilitation in der Bundesrepublik in den letzten 15 Jahren unter dem Gesichtspunkt ökonomischer Instrumentalisierung der staatlichen Behindertenpolitik zu analysieren. Berufliche Rehabilitation und die ihr zugrundeliegende Gesetzgebung (bis 1965) für die USA wird ausführlich bei Obermann [20] dargestellt.

Sozialwissenschaftlich-theoretische Ansätze zu Behinderung und Rehabilitation sind ohne Rückbezug auf gesellschaftliche Normen und Verhaltenserwartungen nicht denkbar. Das Ausmaß der Behinderung ist insofern durch die Beschränkung „in der Teilhabe an alters-, geschlechts- und statusspezifischen Sozialbeziehungen" [21] auf der Basis von physischen und psychischen Schädigungen zu bestimmen. Dabei ist die Berufstätigkeit nur *ein* Rehabilitationsziel unter anderen, vielfach nicht das wichtigste. Auf die Beziehungen zwischen rechtlicher, klinisch-medizinischer, psychologischer, sozialer Bestimmung von Behinderung unter dem Gesichtspunkt des beruflichen Rehabilitationspotentials und die verschiedenen Evaluationsformen geht die Untersuchung von Nagi [22] ein. Eine Reihe theoretischer Konzepte werden im Sammelband ‚Sociology and Rehabilitation' [23] diskutiert. Der im allgemeinen favorisierte devianztheoretische Ansatz, für den Normen und Rollen die wesentlichen theoretischen Konzepte darstellen, geht davon aus [24], daß 1. Abweichung und abweichendes Verhalten ein relatives, kulturspezifisches Konzept ist, daß 2. der Prozeß, der zu abweichendem Verhalten führt, einem Zuschreibungsprozeß (labeling) unterworfen ist und daß 3., soweit Devianz sekundär, gesellschaftlich vermittelt und als ‚soziales Problem' erkannt wird, Instanzen ‚sozialer Kontrolle' existieren oder geschaffen werden. Diese betreiben die Einhaltung von Normen unter dem Schlagwort ‚Rehabilitation' und definieren Normen (z. B. für Verhalten in Rehabilitationseinrichtungen), die sie operationalisieren. Die Analyse des Rollenverhaltens von Kranken und Behinderten stellt den sozialpsychologischen Schwerpunkt dar.

Seit Parsons Bestimmung der Krankenrolle ist dieses Thema für die Medizinsoziologie zentral. Wahrnehmung von Krankheit und Phasen der Reaktionen der Individuen (subjektive Wahrnehmung, Aufsuchen des Arztes, Reaktionen der Umgebung, bis zur stationären Unterbringung), haben eine Reihe von Untersuchungen auch im interkulturellen Vergleich stimuliert. Chronifizierung von Krankheit, entsprechendes Krankheitsverhalten und verbleibende Behinderung wurden dabei weniger berücksichtigt. Die Parsonssche Analyse der Krankenrolle erfährt dadurch wesentliche Modifikationen. Belegt werden können an Beispielen kulturelle und sozialpsychologische Faktoren, die alternative Reaktionsweisen und Bewältigungsstrategien produzieren. Bei Behinderung geht es darum, subjektive Verarbeitungsmechanismen und gesellschaftliche Reaktionen auf Behinderung miteinander zu verbinden. Eine Typologie der Behinderungen [16], die für Behinderungsverarbeitung wesentliche soziale Konsequenzen mit einbezieht (Zeit des Auftretens der Behinderung, Art des Auftretens — plötzlich, langsam, progredient —, Prognose, Sichtbarkeit, Ausmaß der

Schädigung, funktionelle Einschränkungen, sonstige Einflußfaktoren im sozialen Bereich) bietet ein Raster von Einflußvariablen. Analytisch trennt Safilios-Rothschild zwischen Persönlichkeitssystem, dem sozialen und dem kulturellen System, die Verbindung der verschiedenen Ebenen wird versucht. Diese Analyse befaßt sich mit verschiedenen Arten von Behinderung, mit dem Selbstbild, den sozialen Beziehungen zwischen Behinderten und Nichtbehinderten, der Beziehung des sozialen Systems der Behinderten mit anderen sozialen Systemen, mit kulturellen und psychologischen Grundlagen, mit Diskrimination und Vorurteil. So stehen auf der Persönlichkeitsebene individuelle Reaktionen auf die Tatsache bleibender Behinderung im Vordergrund [25 – 27]. Bei der Analyse des sozialen Systems, dem der Behinderte angehört, dominiert das Problem, wie Devianz produziert und wahrgenommen wird, und die Chance der Integration der Devianten. Auf dieser Ebene sind die meisten sozialpsychologischen Untersuchungen angesiedelt. Im kulturellen System (auch subkulturelle und schichtspezifische Varianten einschließend) wird nach der Stigmatisierung unterschiedlicher Behinderungsarten und dem Grad des Vorurteils gefragt, wie kulturelle Werte und Stereotype mit sozialstrukturellen Erfordernissen verbunden sind. Das Beispiel der Adipositas mag besonders aufschlußreich sein: unter heutigen medizinischen Gesichtspunkten hohes Risiko — in vielen Kulturen dagegen als Zeichen von Gesundheit und Wohlstand hochgeschätzt (wovon Rudimente sich auch noch bei uns im ländlichen und im Unterschichtenbereich finden).

Theoretische Aussagen über Behinderung und Rehabilitation stehen vielfach vor der Schwierigkeit ihrer Verallgemeinerung, z. B. bei den Behinderungsauswirkungen. Allgemeine Aussagen müssen immer von der Voraussetzung der Übertragbarkeit auch auf psychische und geistige Behinderungen ausgehen. Dies mag als Arbeitshypothese gerechtfertigt sein, läßt sich aber bei speziellen Behinderungen und ihren Auswirkungen nicht durchgängig aufrechterhalten. Dies zu prüfen setzt hinreichende Kenntnisse über die Lebenslage Behinderter allgemein voraus. Im deutschen Bereich fehlen dazu repräsentative Ergebnisse. Dagegen liegen solche für die USA [28] und Großbritannien vor. Die englische Untersuchung über ‚Handicapped and Impaired in Great Britain‘ [29, 30] umfaßt Behinderungsauswirkungen in den hauptsächlichen Lebensbereichen (Nutzung der Gesundheitsdienste, Mobilität, Haushaltsführung, Einkommens- und Wohnverhältnisse, Freizeitsituation usw.). Eingeschränkt vergleichbare, zum Teil repräsentative Untersuchungen finden sich bei uns nur für bestimmte Behinderungsarten: Multiple Sklerose-Kranke, Querschnittsgelähmte, Blinde und Sehbehinderte, Tuberkulose-Kranke [31 – 33]. Für eine Reihe von Behinderungen scheint dieser behinderungsspezifische Ansatz sinnvoll. Dies trifft selbstverständlich auch für spezifische Aspekte einzelner Behinderungen zu [34].

Neben einer historischen Perspektive der Entwicklung gesellschaftlicher Auseinandersetzung mit Behinderung und der Schaffung institutionalisierter Rehabilitation, der Analyse der Chronischkranken- und Behindertenrolle einschließlich der Verarbeitungsmechanismen von Behinderung, der deskriptiv-vergleichenden Analyse von Lebenslagemerkmalen Behinderter im Verhältnis zu denen Nichtbehinderter steht als weiterer Ansatz die organisationssoziologische Analyse von Rehabilitationssystemen.

Organisationen bestehen aus Individuen und Gruppen, sie verfolgen Ziele mit Hilfe differenzierter Funktionen, zeitüberdauernd und kontinuierlich [35]. Das System der Rehabilitation besteht wesentlich aus Organisationen, die medizinische, schulische und berufliche Rehabilitation betreiben. Analytisch lassen sich drei wesentliche Ebenen voneinander trennen: das Verhalten von zu Rehabilitierenden in Organisationen, die Selektions- und Zuweisungsprozesse, durch die Organisationen ihre Klienten bekommen und Kooperationsformen innerhalb von Organisationen.

Zur ersten Ebene gehört die in der Rehabilitation ausführlich geführte Diskussion zur ‚Motivation' von Rehabilitanden. Als ‚nicht motiviert' werden Patienten bzw. Rehabilitanden gesehen, die z. B. therapeutische Ziele und daraus resultierende Aktivitäten nicht akzeptieren bzw. die vorzeitig aufgeben und damit den Rollenerwartungen des aktiv am Rehabilitationsprozeß Mitwirkenden nicht entsprechen. Diese Erwartungen wiederum sind gesellschaftlich vermittelt: Die Rolle des Behinderten soll akzeptiert werden; Hilfsmittel zur Behinderungsbewältigung werden geboten; festzustellen sind die Chancen individueller Verarbeitung der Behinderung und der Mitarbeit der Rehabilitanden zur Erreichung bestimmter Rehabilitationsziele. Rehabilitationseinrichtungen unterscheiden sich nach ihrem ‚therapeutischen Milieu' und dem Maße, in dem sie zu ‚totalen Institutionen' [36] werden. Unterstellt wird und belegbar ist die Verhaltensabhängigkeit hiervon. Die Dimension ‚kustodial' versus ‚therapeutic community' hat Untersuchungen von rehabilitativ orientierten Einrichtungen am deutlichsten stimuliert [37]. Zu den therapeutischen Postulaten für Rehabilitationseinrichtungen zählt z. B.: Reduktion des Hierarchieaspekts zwischen Personal und Patienten, die Öffnung und Orientierung nach außen, die Rollenerwartung des ‚aktiven Rehabilitanden', die Minimierung des Modells traditioneller Krankenhauspflege und -organisation, Flexibilität der Rollenmuster auf Seiten des therapeutischen Personals [38]. Innerhalb von Rehabilitationseinrichtungen und durch Organisationen finden demnach Sozialisationsprozesse statt, die allerdings nicht nur positiv beurteilt werden können, so z. B. die Vermittlung von Abhängigkeit, statt Selbständigkeit und Unabhängigkeit.

Der größte Teil der Rehabilitationsliteratur befaßt sich mit Steuerungs- und Selektionsprozessen bzw. den Kriterien und Verfahren der Evaluation als Grundlage für Selektionsprozesse. In Rehabilitationseinrichtungen kommen Rehabilitanden in der Regel nur über ein mehr oder weniger dicht geknüpftes Netz von Beratungs- und Begutachtungssystemen. Begutachtungssysteme umfassen soziale und ökonomische, medizinische, psychologische und berufliche Evaluationsverfahren. Dabei stehen immer zwei Ziele im Vordergrund.

1. *Kontinuität* — Rehabilitationsprozesse sollen ‚nahtlos' verlaufen, medizinische, berufliche, soziale Rehabilitation sollen miteinander verknüpft oder zeitlich ohne die durch institutionelle und organisatorische Trennung in ‚Phasen' häufig bedingten Wartezeiten verlaufen, da hierdurch Motivationsverluste auftreten, die den Rehabilitationserfolg generell in Frage stellen.

2. *Optimierung der Evaluationsverfahren* — Prognosen enthalten immer eine Reihe von Risiken, die Güte der vorliegenden Evaluationsverfahren ist zwangsläufig begrenzt, das Rehabilitationspotential derjenigen, denen Rehabilitationseinrichtungen zu helfen in der Lage wären, wird nicht ausgeschöpft, Zielgruppen werden von bestimmten Rehabilitationseinrichtungen nicht erreicht usw.

Neben Koordinations- und Evaluationsformen tritt dann als weitere zentrale Aktivität in der Rehabilitation die *Beratung*. Durch die Form des amerikanischen Rehabilitationssystems bedingt, hat sich dort die eigenständige Profession des ‚rehabilitation counsellors' herausgebildet; bei uns professionalisiert bisher als eine Form der Spezialisierung der Sozialarbeit, am ehesten auch mit den Aufgaben der Sozialarbeit zu verbinden. In den USA finden sich, durch hierfür geschaffene Forschungsinstitutionen zu dieser Berufsrolle in der Rehabilitation die meisten Ergebnisse [39–41].

Das Rollenbild „Rehabilitationsberater" ist ambivalent etwa wie das des Sozialarbeiters, der auch therapeutische Funktionen übernimmt bzw. übernehmen möchte. Amerikanischen Untersuchungen ist zu entnehmen, daß ein größerer Teil von ihnen sich ‚therapeutisch' versteht, wodurch Rollenkonflikte programmiert sind.

Kooperationsformen innerhalb von Rehabilitationssystemen und Rehabilitationseinrichtungen stellen eine weitere Ebene dar. So führt z. B. die Fülle der in ausgebauten Formen der medizinischen Rehabilitation auftretenden Funktionen auch zur Vielfalt hierzu notwendiger Berufe und zur Übernahme des Großteils der Therapie durch die Therapieberufe (Physiotherapie, Beschäftigungstherapie, Logopädie, Psychotherapie, Sozialarbeit). Desgleichen führt sie zur Überlappung von Zuständigkeiten bei generellen Funktionen, die nicht im engeren Sinne berufsspezifische sind und zu Professionalisierungsversuchen der Therapieberufe. Die Ziele der einzelnen Therapieberufe können sich unterscheiden; sie orientieren sich bisher eher an kurzfristig erreichbaren fachspezifischen Zielen als an übergreifenden; Konflikte können sich zwischen den Zielen des Therapiepersonals und der Praxis des Pflegepersonals ergeben.

Der z. B. in der medizinischen Rehabilitation beschrittene Weg ist die immer wieder als unabdingbar beschworene ‚Teamarbeit'. Die Analyse der tatsächlich zu findenden Kooperationsformen dagegen läßt zu wünschen übrig. Analytisch ließen sicher am häufigsten zu findende ‚additive' Formen der Kooperation (in räumlich abgetrennten Abteilungen) von ‚integrierten' Formen der Kooperation trennen. Brauchbare analytische Konzepte zur Analyse der Kooperationsformen in der Rehabilitation fehlen aber bislang.

3. Zur Praxisrolle

Mit Rehabilitation sich befassende Literatur behandelt allenfalls den ‚soziologischen Ansatz' in Beziehung zur Rehabilitation, nicht aber eine mögliche Berufsrolle des Soziologen in ihr [16, 42, 43].

Auch für den Bereich der Rehabilitation gilt die Ansiedlung einer Praxisrolle des Soziologen bei Lehre, Forschung und Beratung mit je variablen Anteilen

Interpretiert man die vorliegenden Daten *aus Absolventenuntersuchungen* [44, 45] richtig, so findet Soziologie sich in einem zweifachen Praxisdilemma: 1. Der Schritt in die Praxis jenseits von Lehre und Forschung ist überzeugend noch nicht gelungen, mag für diesen Schluß auch mitverantwortlich sein, daß Arbeitsplatz- und Stellenbeschreibungen außeruniversitär angesiedelter Soziologen nicht vorliegen. Dies führt bei den in die außeruniversitäre Praxis gegangenen Soziologen zur Klage über nicht hinreichende spezifische Berufsqualifizierung, die so spezifisch letztlich auch gar nicht geleistet werden kann. Praxissimulation an der Hochschule wird wahrscheinlich immer unzureichend bleiben und kann Praktika u. ä. über eine längere Zeit nicht ersetzen, die Forderung nach Zusatzqualifikationen für einzelne Praxisbereiche aber würde zur unangemessenen Zersplitterung führen.

2. Praxisnähe führt im Namen der Verwertbarkeit von Soziologie zur Reduktion ihres kritischen Anspruchs, wobei ohnedies „die Kriterien für eine zugleich kritische und funktionale Handlungskompetenz, die für das spezielle Berufsfeld erworben werden soll, relativ abstrakt" [12] bleiben, zudem auch fragwürdig erscheint „ob ein verbindliches Interpretationsmuster für veränderbare gesellschaftliche Realität überhaupt existiert, das für den einzelnen Soziologen im Beruf handlungsorientierend sein könnte" [12]. Diese Reduktion von Kritikfunktionen geht Hand in Hand mit der Hinwendung zu mikrosoziologisch-sozialpsychologischem Problemverständnis beim Anspruch der Praxis auf Hilfe bei Problemlösungen, der zwangsläufigen Abwendung von makrosoziologischen, strukturellen Ansätzen mit z. T. bloß verbalen Problemlösestrategien. Diese Zusammenhänge treffen genauso zu für das Praxisfeld der Rehabilitation.

Wie sieht die mögliche Praxisrolle, dieses Praxisfeld organisatorisch aus? Überblickt man die mit Krankheit/Behinderung und Rehabilitation befaßten Rehabilitationseinrichtungen, so läßt sich bei einer ganzen Reihe annehmen, daß dort Funktionen anfallen, die von sozialwissenschaftlich Ausgebildeten sinnvoll ausgefüllt werden können. Vornehmlich dürfte es sich dabei um typische Stabsstellen handeln. Bei den Bundesministerien befassen sich mindestens 5 (Arbeit, Jugend-Familie-Gesundheit, Forschung und Technologie, Bildung und Wissenschaft, Raumordnung-Bauwesen) mit diesen Fragen und entsprechend mit Aufgaben auf Bundesebene (insbesondere Gesetzgebung, institutionelle Förderung, Forschung usw.). Ähnlich sieht es bei den Länderministerien aus, die durch ihre Landespläne in den letzten Jahren [46 – 50] zumindest zu einer (wenn auch teilweise noch unbefriedigenden) Bestandsaufnahme der Situation der Behinderten und der Hilfen für Behinderte gekommen sind. Als weitere Organisationen auf Bundesebene sind die Bundesanstalt für Arbeit, Bundesgesundheitsamt, Statistisches Bundesamt, Bundeszentrale für gesundheitliche Aufklärung zu nennen. Bei den Versicherungsträgern sind bei der Krankenversicherung, die durch die Gesetzgebung zum Rehabilitationsträger geworden ist, Stabsfunktionen bei Bundes- und Landesverbänden denkbar. Ähnlich steht es bei der Rentenversicherung (BfA, den Landesversicherungsanstalten), den gewerblichen Berufsgenossenschaften bzw. ihrem Hauptverband.

Die Kritik des Kurwesens der letzten Jahre ist hinreichend geläufig, genauso die Notwendigkeit der Umstrukturierung des traditionellen Kurbetriebes. Naheliegend wäre die Eigeninitiative der Bäder-Organisationen, strukturellen Wandel kontrolliert zu betreiben und sich sozialwissenschaftlicher Hilfe zu bedienen. Als weitere Einrichtungen sind z. B. die Spitzenverbände der freien Wohlfahrtspflege, Bundesarbeitsgemeinschaft für Rehabilitation, Bundesarbeitsgemeinschaft Hilfe für Behinderte, die Spitzenorganisationen der Behindertenverbände usw. aufzuführen [51].

Auf den Schwerpunkt Lehre (Sonderpädagogische Studienstätten, Fach- und Fachhochschulen, sonstige Ausbildungseinrichtungen, für die der sozialwissenschaftliche Bereich vorerst noch peripher ist) braucht hier nicht weiter eingegangen zu werden. Ein weiteres Berufsfeld für Sozialwissenschaftler liegt im Krankenhausbereich bzw. in der medizinischen Rehabilitation.

Medizinpsycho- und -soziologen sind in den USA und Großbritannien bereits häufiger in Krankenhäusern tätig, befriedigen zum Teil Forschungsbedürfnisse und organisatorische Stabsfunktionen, die von der Medizin allein zunehmend gerade bei Großorganisationen und beim Anspruch auf interdisziplinäre Forschung nicht mehr allein geleistet werden können. Auch bei sonstigen Rehabilitationseinrichtungen werden bei einer gewissen Größe interdisziplinäre Stabsfunktionen geschaffen werden müssen, die Dienstleistungs- und Transformationsfunktionen übernehmen (z. B. bei Berufsbildungswerken, Berufsförderungswerken). Die organisatorischen Probleme der Angliederung bzw. Integration solcher Funktionen können hier im einzelnen nicht diskutiert werden, da dies ausführlichere Analysen vorhandener Strukturen voraussetzt.

Die Integration bzw. Angliederung von inter- bzw. multidisziplinären Stabsfunktionen, mit dem Schwerpunkt Beratung und Forschung hängt meines Erachtens von einer Reihe primärer und sekundärer Bedingungen ab. Dabei ist zwischen Rehabilitationseinrichtungen und Institutionen übergeordneter Funktionen (wie z. B. bei Verbänden), die Dienstleistungen für andere erbringen, zu unterscheiden.

Zu den primären Bedingungen bei Rehabilitationseinrichtungen sind zu zählen: Größe der Einrichtung, ihre Differenzierung z. B. durch die Integration von ‚Diensten' bzw. Abteilungen (ärztliche, therapeutische, psychologische, soziale Dienste u. ä.) mit den vielfach daraus sich ergebenden Problemen der Transparenzeinbuße, zunehmender Komplexität durch Vielfalt der Rehabilitationsziele und rehabilitativer Aktivitäten, hohem Professionalisierungsgrad ohne Spezialisierung für übergeordnete allgemeine Aufgaben.

Bei den Institutionen, die übergeordnete Funktionen als Hauptaufgaben übernehmen, ist die Schwelle für die Einrichtung solcher Stabsstellen geringer anzusetzen. Ihre Hauptaufgaben dürften in der Erhebung, Aufbereitung und Interpretation von Daten, der Begründung von Standpunkten, der Bestimmung von Konfliktlagen und ihrer Analyse, der Aufbereitung von Lösungsmöglichkeiten, der Verbreitung von Informationen, der Beratung in speziellen Fragen der Mitglieder z. B. von Verbänden liegen.

Für die konkrete Einrichtung solcher Stabsstellen mögen dabei die sekundären Bedingungen häufig wichtiger sein als die primären. Als sekundäre Bedingungen sollen jene bezeichnet werden, die Entscheidungsprozesse steuern. Dazu gehören Erwartungen an Sozialwissenschaftler bzw. Soziologen; Probleme, die durch Stabsfunktionen angegangen werden können wahrzunehmen; das Angebot von Sozialwissenschaftlern zur Problemlösung beizutragen; externer Druck zur Veränderung bestimmter Zustände und Erwartung von Hilfe — bis hin zu reinen Zufällen. Dies alles setzt allerdings voraus, daß eine gewisse Flexibilität zur Schaffung bzw. Ersetzung von Stellen gegeben ist.

Einige Rollenattribute, die sowohl Momente des Selbstbildes von Sozialwissenschaftlern und Soziologen als auch das Fremdbild kennzeichnen, sofern dies konkreter ausgeprägt ist, lassen sich aufzählen [12]: er wird als ‚Spezialist fürs Allgemeine‘ angesehen, als jemand, der ‚Vermittlungsfunktionen‘ übernimmt, als ‚Kommunikationsexperte‘, der die Aufgabe der Artikulation von Standpunkten übernimmt, zu deren Entschärfung und Vermittlung er beitragen soll, wird als ‚Planer an sich‘ empfunden, der analytische Funktionen zugewiesen bekommt, der „für dunkel gefühlte Handlungszwänge die scheinbar objektivierte statistische Basis samt deren Interpretation herbeischafft und danach — oft lebenslang — auf dem Laufenden hält“, oder er wird gar als ‚konstruktives Störpotential‘ verwandt, denn Kritik wird dann als nötig angesehen, wenn sie in überschaubare Bahnen gelenkt werden kann. Im allgemeinen ist der Konflikt zwischen Management- und Stabsfunktionen programmiert, wenn „Soziologen deklaratorische Aufgaben in Diskussionen, Grundsatzerklärungen und dergleichen überlassen (werden), während das Verwaltungshandeln selber in den ja so sehr bewährten alten Händen bleibt“ [12]. Sicher sind die Erwartungen nicht eindeutig, und Angliederungsprozesse bestimmter Funktionen mögen nach nicht so leicht durchschaubaren Regeln verlaufen.

Leider ist über solche Angliederungsprozesse sehr wenig bekannt, ebensowenig über die Erfahrungen und Verhaltensweisen von sozialwissenschaftlich Ausgebildeten und über die Wahrnehmung und Einschätzung durch andere Professionen und das Management. Es ist aber anzunehmen, daß hier ebenfalls ein Zyklus von Erwartungsveränderungen und Anpassungen abläuft. Für Soziologen selbst ist dabei ausschlaggebend, daß sie ihre Funktionen als Stabsfunktionen sehen und akzeptieren und daß sie in hohem Maße bereit sind, sich von anderen Bereichen bzw. Disziplinen beeinflussen zu lassen bzw. die Chance ihrer etwas vagen Berufsrolle nutzen und sich in die jeweilige Thematik (z. B. der Medizin) einzuarbeiten, um darin soziologische Fragestellungen zu bearbeiten. Dabei sind sie nicht gefeit vor der Gefahr des doppelten Dilettantismus: der fehlenden oder mangelhaften Berufserfahrung und der oberflächlichen Kenntnis von Bereichen, Disziplinen — daraus dann vorschnell abgeleiteter Kompetenz zu deren Beurteilung. Die Gefahr des als unangemessen nachweisbaren Übergriffes ist gegeben, obwohl es entsprechend der Offenheit der Berufsrolle des Soziologen zu seinen Aufgaben gehört, fachspezifische Kompetenzen nur z. T. anzuerkennen, bzw. sie wiederum in ihrer Begrenzung zu relativieren.

4. Soziologische Forschungsfragen

Nach wie vor stellt heute die Forschung für Soziologen neben der Lehre das hauptsächliche Berufsfeld dar, wenn dort auch Zeiten schnellen Wachstums vorüber, Veränderungen der Forschungsschwerpunkte absehbar sind. Der Soziologie kommt durch ihre ‚generalisierende‘ Funktionen, durch den variablen Anteil der Bedeutung soziologischer Fragestellungen bei sehr vielen Problemen und durch das Vorhandensein der auf Forschung unvorbereiteten, aber von Forschung abhängenden Berufe in der Rehabilitation ein nicht unerhebliches Gewicht zu.

Wenn auch soziologische Forschung sich in verschiedenen Bereichen im letzten Jahrzehnt stärker etablieren konnte, so ist ihr verschwindend kleiner Anteil gemessen am Forschungsaufwand anderer Bereiche (z. B. der Medizin) doch unübersehbar, allerdings sicher auch nicht sinnvoll in Beziehung zu setzen. Daten bietet die ‚Forschungs-Enquête‘ [52, 53] der Deutschen Gesellschaft für Soziologie 1974, nach der in der BRD zwar rund 2000 Wissenschaftler sich in irgendeiner Weise mit Sozialforschung befassen (ca. 800 im Hochschulbereich, knapp 400 in wissenschaftlichen Instituten außerhalb der Hochschule, rund 800 in ‚nutzungsorientierten‘ Einrichtungen). Der erste Eindruck aber trügt: im Hochschulbereich sind nur 13% mehr als drei Viertel ihrer Arbeitszeit in der Forschung tätig. Die Hochschulinstitute stellen geschätzt nicht sehr viel mehr als 10 – 15% der Forschungskapazität für Sozialforschung, dort wiederum wird Forschung zumeist von Berufsanfängern getragen. Eher kontinuierlich arbeitende Forschergruppen finden sich in hochschulfreien und ‚nutzungsorientierten‘ Einrichtungen. Die 1973 ermittelten Etats machten insgesamt ca. 100 Millionen aus, auf die Hochschulinstitute entfielen etwa 20, auf wissenschaftliche Institute außerhalb der Hochschule ca. 30, auf kommerzielle, verbands-/verwaltungseigene Einrichtungen ca. 50 Millionen. Im sozialwissenschaftlichen Bereich findet also Forschung, wie in anderen Bereichen auch, im Schwerpunkt in außeruniversitären Einrichtungen statt. Vor diesem Hintergrund sind die Forschungsaktivitäten in den Bereichen Krankheit, Behinderung und Rehabilitation zu sehen.

Derzeit laufen eine Reihe von Aktivitäten der Bestandsaufnahme und Schwerpunktbildung und konzentrierterer Forschungsförderung. (1976, Bundesministerium für Jugend, Familie und Gesundheit: Projekt Bestandsaufnahme der medizinischen Rehabilitation; Bundesministerium für Forschung und Technologie: Forschung und Technologie im Dienste der Gesundheit, Forschung zur ‚Humanisierung des Arbeitslebens‘; Bundesarbeitsgemeinschaft für Rehabilitation: Bestandsaufnahme der Forschung in der Rehabilitation). Der Forschungsbericht des BMJFG (Bundesministerium für Jugend, Familie und Gesundheit) 1973 (für 1976 war der nächste Bericht angekündigt) enthält lediglich einige mehr epidemiologische Untersuchungen; Schwerpunkte bei orthopädischen Hilfsmitteln, Sportmöglichkeiten Behinderter und Projekte zur Bekämpfung der Drogenabhängigkeit. Gemessen an den Aufgaben des Bundesministerium für Jugend, Familie und Gesundheit offenbar ein sehr eingeschränktes Programm.

Die Deutsche Forschungsgemeinschaft fördert in Marburg einen Sonderforschungsbereich ‚Adaptation und Rehabilitation‘ (SFB 122), mit der Aufgabe, „Adaptionsforschung als interdisziplinäre Grundlagenwissenschaft zu intensivieren und auszubauen, und zwar mit besonderer Berücksichtigung ihrer Anwendung in der medizinischen, beruflichen und sozialen Rehabilitation“. Die Projekte sind letztlich einseitig physiologisch-medizinische. Damit wird der Sonderforschungsbereich seinen Zielen nicht gerecht, da sein Konzept der Interdisziplinarität sich auf medizinische Fachbereiche beschränkt.

Die Kommission der Europäischen Gemeinschaften fördert ein europäisches Forschungsprogramm ‚Ergonomie und Rehabilitation‘, das sich im Schwerpunkt mit arbeitsplatzspezifischen Belastungsformen und deren Reduktion befaßt. Forschung wird auch aus den Mitteln des Sozialfonds der Europäischen Gemeinschaft finanziert, die bisher schwerpunktmäßig der beruflichen Rehabilitation zugute kam.

Eine Reihe von Projekten findet sich in den vom Institut für Arbeitsmarkt- und Berufsforschung und in den vom Zentralarchiv für empirische Sozialforschung herausgegebenen Dokumentationen [54, 55]. Aus dem Überblick über die vorhandenen Forschungsaktivitäten läßt sich feststellen, daß bisher ein übergreifendes Schwerpunktprogramm fehlt, daß auch kontinuierlich im Behinderungs- und Rehabilitationsbereich arbeitende Forschungsorganisationen fehlen oder von institutionellen oder finanziellen Zufälligkeiten abhängen. In der Forschung — und gerade in der ohnedies fast immer multidisziplinär angelegten Rehabilitationsforschung — bleiben die Forderungen nach ‚Praxisorientierung' und nach ‚Interdisziplinarität' häufig Wunschvorstellungen.

Dabei ist Vorgehensweise, Art der Verarbeitung der Ergebnisse usw. z. T. durch die Organisationsstruktur der Forschung, das Ausmaß der Beteiligung bestimmter Disziplinen und die Orientierung der an Forschung Beteiligten beeinflußt. So erscheint die Organisationsstruktur soziologischer Forschung an den Universitäten eher durch Diskontinuität, Zufälligkeit, stark theoretische oder Grundlagen-Orientierung geprägt. Sie ist zudem durch die Notwendigkeit zur Vermittlung von Lehre (mit ihrem praxisnahen Extrem des Projektstudiums) schwerfällig und zeitaufwendig. Die damit verbundenen Schwierigkeiten führen eher zur Abtrennung der Forschungsorganisation von der Lehre bei Aufrechterhaltung von Universitätsnähe (z. B. durch Formen der Personalunion). Erst dann scheinen Formen der notwendigen, stärker praxisorientierten Auftragsforschung möglich. ‚Problemorientierung' führt bei Fragen der Rehabilitation zur Grenzüberschreitung wissenschaftlicher Disziplinen (Sozialmedizin/Medizinsoziologie; Psychologie/Sozialpsychologie/Soziologie; Soziologie/Recht; Erziehungswissenschaft/Psychologie/Soziologie usw.). Sie führt zu Abgrenzungsversuchen und Problemen bei der Arbeitsteilung, wobei bislang Regeln schwer formulierbar waren. Beispiele und ihre Mängel ließen sich vielfältig aufführen: die isoliert an einem soziologischen Institut nur von Soziologen betriebene praxisirrelevante Theorie-Forschung; die zwar problemorientierte, aber ein Teilgebiet einer umfassenderen Fragestellung isoliert bearbeitende Forschung, der der Gesamtbezug abhanden kommt; die kooperative, interdisziplinäre Forschung, die sich auf das Mittelmaß des für alle Beteiligten Verständlichen reduziert, um den Anspruch auf Interdisziplinarität nicht aufgeben zu müssen; die einem Projekt addierte ‚soziologische Fragestellung', die sich auf Korrelationen mit sozialstatistischen Variablen beschränkt u. ä.

Die Orientierung der an Forschung Beteiligten läßt sich nach dem Ausmaß der Praxisorientierung unterscheiden, bzw. wird durch die Art des Auftrags bzw. Auftraggebers vermittelt. Sie führt zumindest zur Auseinandersetzung über die Interpretation des Auftrags. Dabei läßt sich grob Grundlagenforschung (z. B. über theoretische Ansätze), bei der der Forschungsauftrag mit der Publikation (die sich an die ‚scientific community' wendet) erfüllt ist, von Forschung, die vornehmlich Informationsfunktionen wahrnimmt, und eine praxisorientierte Forschung im engeren Sinne unterscheiden. Der größere Teil derzeit existierender Forschung dürfte auf Informationsfunktionen beschränkt sein (z. B. Feststellung von Strukturen in Rehabilitationseinrichtungen, Untersuchungen einzelner Behindertenpopulationen usw.). Sie stellen in der Regel Bestandsaufnahmen dar, die als Grundlagen für Planungen (z. B. Landespläne u. ä.) herangezogen werden, politische Ziele absichern, rechtfertigen usw. Die zweifellos schwierigste Form der Forschung dürfte die die Beeinflussung von Praxis implizierende sein, vom Anspruch auf Vorgabe von Umsetzungsstrategien bis hin zur Praktizierung der Umsetzung selbst. Die Dokumentation des Verlaufes solcher Versuche ist derzeit noch nicht zu leisten. Perspektiven sozialwissenschaftlicher Forschung unter maßgeblicher Beteiligung der Soziologie lassen sich in übergreifendere Themen und in mehr sektorale unterscheiden. Zu den übergreifenderen gehören z. B. theoretische Ansätze zu Krankheit/Behinderung und Rehabilitation, Minderheiten, abweichendes Verhalten, historische Entwicklungen und Beziehungen zu Gesetzgebung und Institutionalisierung der Rehabilitation u. ä. [19, 23, 56]. Bei den theoretischen Ansätzen stehen bisher Devianz — und rollen-theoretische im Vordergrund. Dies impliziert gleichzeitig die Auseinandersetzung zwischen makro- und mikrosoziologischen Ansätzen, den Übergang zu sozialpsychologischen Fragestellungen unter Einbeziehung der Reflektion struktureller Gegebenheiten (z. B. sozioökonomische Bedingungen) und deren Einfluß auf Interaktionszusammenhänge.

Im Konzept der Sozialisation und der Sozialisationsbedingungen Behinderter wird die Vermittlung makro- und mikrosoziologischer Analysen angestrebt. Sozialisation wird nicht einseitig mehr als Prozeß begriffen, dem nur Kinder und Jugendliche ausgesetzt sind, sondern mehr oder minder alle Alterskategorien. Vorhanden sind Ergebnisse bei bestimmten Altersgruppen (Kinder, Alter) oder zur Lebenssituation einzelner Behindertengruppen.

Entweder geht man von einem verhaltenswissenschaftlichen Behinderungskonzept (Defizitansatz) oder dem medizinisch bestimmten Krankheits-/Behinderungsbild aus und untersucht dann spezielle Behindertengruppen. Eine Repräsentativuntersuchung zur Lebenssituation Behinderter in der BRD auf der Basis eines verhaltenswissenschaftlichen Behindertenkonzept erscheint dabei als dringendes Erfordernis.

Ein eigenständiger Bereich *Medizinsoziologie* hat sich entwickelt und ist in der Medizinausbildung neben medizinischer Psychologie enthalten — wenn auch beiden Bereichen eine untergeordnete Bedeutung zukommt [13, 57, 58]. Die Notwendigkeit, Soziologie für Mediziner lehrbar zu machen, ist durch die Approbationsordnung 1970 vorgegeben. Für die medizinische Rehabilitation erscheint die Unterscheidung eines makro- und mikrosoziologischen Ansatzes sinnvoll (makrostrukturell: die Schaffung und Einbindung von Rehabilitations-Einrichtungen im bestehenden Gesundheitssystem; mikrostrukturell: Handlungsstrukturen z. B. innerhalb stationärer Einrichtungen). So geht es bei medizinischer Rehabilitation vor allem um die Veränderung von Organisations- und Handlungsstrukturen auf der Basis veränderter Zielsetzungen [59] um Strukturwandlungen rehabilitativ orientierter stationärer Einrichtungen, um Behinderungsbewältigung und Verhaltensmodifikation bei Behinderten und chronisch Kranken, um die Einbeziehung des ‚sozialen Umfeldes' und dessen Beeinflussung, um Erleichterung von Therapieformen und Kontrolle von Therapieerfolgen, um die Professionalisierung neuer Rehabilitationsberufe innerhalb der medizinischen Rehabilitation, um Untersuchungen zur Rollenproblematik chronisch Kranker und Behinderter u. ä.

Genauso gehört die Untersuchung gesellschaftlicher Bedingungen für Krankheit/Behinderung zu den Aufgaben der Medizinsoziologie, um so mehr, je deutlicher die Verhaltensabhängigkeit von Krankheit/Behinderung und damit ihre prinzipielle Beeinflußbarkeit sichtbar bzw. notwendig wird.

Sozialisationsforschung ist im letzten Jahrzehnt zu einem zentralen Ansatz sozialwissenschaftlicher Forschung geworden. *Soziologie der Kindheit und Familie* befaßt sich dann bei Behinderten mit den Veränderungen der Sozialisationsbedingungen, die aus primären und sekundären behinderungsbedingten Defiziten resultieren (der Begriff der ‚Sonderfamilie') [60].

Die Geburt eines behinderten Kindes, zumal wenn es schwerer behindert ist, führt für jede Familie zu Krisensituationen, zu zeitweise oder ständig gestörten Beziehungen innerhalb der Familie. Welche Anpassungsformen der Familie an frühkindliche Behinderungen lassen sich finden? Wie sehen Reaktionen und Verhalten der Familienmitglieder aus? Wie verläuft die frühkindliche Sozialisation des behinderten Kindes unter dem Einfluß der Behinderung?

Zur familiären Situation mit behinderten Kindern und zu Sonderschulproblemen (*Soziologie der Schule/Sonderschule*) liegen die meisten empirischen Untersuchungen vor. Dabei geht es z. B. um Reaktionen, Verhalten und Bewältigungsstrategien auf Seiten der Familienmitglieder, Erziehungsstile, Anpassungsformen bei den Kindern, Heimunterbringung, die Bedeutung medizinisch-therapeutischer Institutionen bei häufig langfristiger Krankenhausunterbringung, dabei besonders der institutionellen Seite, Stereotype und Vorurteile, die gerade Familien mit behinderten Kindern trifft u. ä.

Frühkindliche Sozialisation wird daran gemessen, ob die Voraussetzungen für den Übergang in die Schule individuell gewährleistet werden können, ob ein Maximum an Lernmöglichkeiten gegeben ist und in welchem Ausmaß diese genutzt werden. Die Integration ins System der schulischen Ausbildung ist damit wiederum Voraussetzung für spätere Integration im Sinne der Übernahme der Rollen des Jugendlichen bzw. Erwachsenen. Bei Krankheit und Behinderung treten Faktoren auf, die eine solche Sozialisation erschweren: nicht nur haben Art und Schwere der Behinderung negative Konsequenzen, die es zu kompensieren gilt, darüber hinaus wirken sich Schicht, Stadt – Land- und geschlechtsspezifische Differenzen in der Sozialisation unter Umständen kumulativ aus. Damit treten neben behinderungsspezifische Defizite soziale.

Diese Defizite sind — kommt es nicht zur entsprechenden Umstrukturierung und Hilfe durch die Umwelt — kaum aufholbar. Es tritt als neue Sozialisationsinstanz die Schule neben die Familie.

Hemmnisse sind während dieser Altersphase im familiären und im schulischen Bereich zu suchen. Bei Behinderten kommt ein weiterer Bereich dazu: der der „Therapie", die Ausbildung (Schule, Berufsausbildung) begleiten muß. Damit ist die Lebenssituation behinderter Kinder und Jugendlicher in dieser Altersphase geprägt durch Schulbildung, Therapie und Freizeit.

Die Forderung nach optimalen Bildungsmöglichkeiten für behinderte Kinder und Jugendliche macht fraglich, in welchem Maße ‚Absonderung' in Form der Sonderschulen akzeptiert werden muß. Die Diskussion wird allerdings heute noch zu sehr unter der Alternative ‚Isolierung in Sonderschulen' oder ‚Integration in Normalschulen' geführt. Eine Förderung auch schwerer behinderter Kinder in Normalschulen ist nur in Grenzen möglich – vor allem dann, wenn die intensive Verknüpfung von Bildung/Ausbildung, Therapie und Freizeit erforderlich ist.

Schwerpunkte soziologisch-sozialpsychologischer Forschung sind sonderschulische Organisationsformen, Kooperation zwischen Elternhaus und Schule mit dem Hauptziel der Koordination von Erziehungszielen und -stilen, berufsspezifische Probleme von Sonderschullehrern, Sozialisationschancen bei Sonderschülern, Lernmöglichkeiten zur Behinderungsbewältigung u. ä.

Forschung in den genannten Bereichen wird derzeit am ehesten von den sonderpädagogischen Einrichtungen und Institutionen geleistet, verständlich durch deren Nähe zur Praxis.

Die berufliche Sozialisation Behinderter (*Soziologie beruflicher Bildung*) ist vor dem Hintergrund allgemeiner Berufsentwicklungen und deren Konsequenzen zu sehen. Wie also werden Berufswahl, Ausbildung und Vermittlung in den Beruf bei Behinderten bewältigt?

Schwierigkeiten ergeben sich trotz der bei vielen Behinderten vorhandenen Bildungsfähigkeit einerseits durch fehlende bzw. nicht hinreichend ausgestattete Bildungsinstitutionen (fehlende Einrichtungen, begrenzte Kapazitäten, fehlendes Personal usw.), zum anderen aber auch z. B. durch die Eltern, die — wodurch auch immer bedingt — nur eine begrenzte Bildungsfähigkeit ihrer behinderten Kinder unterstellen und dadurch ihre Aktivitäten einschränken oder die trotz Kenntnis der vorliegenden Bildungsfä-

higkeit faktisch nicht in der Lagen sind, vorhandene Einrichtungen zu nutzen (Einschränkung auf bestimmte Berufsbereiche in einer Region, durch den regionalen Arbeitsmarkt, Ablauf und Qualität der Berufsberatung, usw.).
Derzeit wird die größte Zahl behinderter Jugendlicher mit Nichtbehinderten zusammen ausgebildet, ein kleinerer Anteil in überbetrieblichen Ausbildungseinrichtungen. Der Ausbau der Berufsbildungswerke gilt als sozialpolitischer Schwerpunkt. Zudem existieren rd. 300 Behindertenwerkstätten * mit ca. 30 000 Arbeitsplätzen. Als Schwerpunkt soziologisch-sozialpsychologischer Forschung können genannt werden: Ablauf von Berufswahl und Berufsberatung, Wandel der Berufsstruktur und Konsequenzen für die Ausbildung, Strukturen von Berufsbildungseinrichtungen für Behinderte u. ä.

Die berufliche Rehabilitation Erwachsener stellt im Bereich der Erwachsenenbildung einen eigenständigen Sektor von erheblichem Gewicht dar. Die Umschulung ist im letzten Jahrzehnt erheblich gesteigert worden, der Ausbau der Berufsförderungswerke mit heute ca. 10 000 Ausbildungsplätzen wurde vorangetrieben. Im Zentrum politischer Zielsetzungen stehen heute die Verringerung der aus dem ‚gegliederten System' sich ergebenden Mängel (Zielsetzungen: ‚Koordination' zwischen Zuständigkeiten und Trägern, ‚Vereinheitlichung' der rechtlichen Grundlagen und Durchsetzung der ‚Kontinuität' bei den individuellen Rehabilitations-Prozessen), die Realisierung der in den Rehabilitationsgesetzen von 1974 (Gesetz über die Angleichung der Leistungen zur Rehabilitation und Schwerbehinderten-Gesetz) niedergelegten Vorschriften und Ausführungsbestimmungen und die Festlegung von Normen und Mindestvoraussetzungen für Ausbildungseinrichtungen in der Rehabilitation.

Neben den Berufsförderungswerken werden im Rahmen der beruflichen Rehabilitation eine beträchtliche Zahl sehr heterogener Bildungs- und Ausbildungseinrichtungen mitbenutzt. Über die Praxis jener allgemeinen Bildungsreinrichtungen im Rahmen der beruflichen Rehabilitation fehlen systematische Ergebnisse, ihre Kontrolle ist bisher nicht gewährleistet. Ob und in welcher Form es zur beruflichen Rehabilitation im individuellen Fall kommt, hängt ab vom Interaktionsprozeß zwischen Kostenträger, Arbeitsamt und dem betroffenen Rehabilitanden. Im Bereich beruflicher Rehabilitation wurden in den letzten Jahren eine Reihe von empirischen Untersuchungen durchgeführt [61, 62, 63], so daß damit verbundene Prozesse heute besser beschreibbar sind. Als Forschungsschwerpunkte lassen sich aufführen: individuelle Abläufe beruflicher Rehabilitation im ‚gegliederten System' und ihre Selektionsmechanismen (Formen der Begutachtung und Beratung), die Situation der Rehabilitanden in der beruflichen Rehabilitation und die Analyse von ‚Risikogruppen', Probleme bei der beruflichen Rehabilitation besonderer Behinderungsgruppen (z. B. von Schwerbehinderten), Untersuchungen von Organisationsstrukturen mit dem Ziel, ‚soziale Indikatoren' der beruflichen Rehabilitation zu schaffen, Untersuchungen zum ‚Berufserfolg' u. ä.
Über die Berufssituation (*Soziologie der Arbeit/des Berufes*) Behinderter dagegen ist noch relativ wenig bekannt. Bisherigen Untersuchungen ist jedoch die generelle Schlechterstellung von Behinderten im Beruf zu entnehmen (häufigere nicht abgeschlossene Berufsausbildung, Beschäftigung unter dem Qualifikationsniveau, häufig notwendiger Berufswechsel, eher Berufe mit schlechteren Beschäftigungsaussichten und Arbeitsbedingungen, negative Einflüsse von Vorurteilen usw.) [64]. Dabei konnte noch nicht zwischen beruflich Rehabilitierten und Nichtrehabilitierten unterschieden werden.

---

* Die Angaben hierzu sind unterschiedlich, s. z. B. auch Institut für Sozialrecht an der Ruhr-Universität Bochum, Die Werkstatt für Behinderte, Bochum 1972; Bundesanstalt für Arbeit, Ausbildungseinrichtungen für Behinderte, Nürnberg 1975.

Trennen kann man individuelle von einer eher strukturellen Ebene der Analyse. Auf der individuellen Ebene ist die Beziehung zwischen bisheriger Arbeitssituation, den bisherigen Berufs- und Arbeitserfahrungen und der ‚Motivation' zur Weiterarbeit nach Auftreten einer Behinderung, der familiären Situation, der Situation am Arbeitsplatz, der Notwendigkeit der Veränderung der Arbeitsplatzsituation und individueller Arbeitszufriedenheit festzustellen. Gerade bei schwierigen Behinderungen oder zumindest von einer breiteren Öffentlichkeit als schwierig angesehenen bestehen starke Vorbehalte auf Seiten der Arbeitgeber, die zu überwinden sind. Damit ist der Übergang zu einer mehr strukturellen Betrachtung gegeben. Die Möglichkeit der beruflichen Tätigkeit Behinderter ist wesentlich durch die strukturelle Arbeitsmarktsituation bestimmt. Der Anteil der schwerbehinderten Arbeitslosen ist dafür ein deutlicher Hinweis, die Schwerbehindertengesetzgebung vermochte bisher eine Verbesserung gerade in konkunkturellem Tief kaum erreichen. Die Konjunkturabhängigkeit der beruflichen Rehabilitation und der Beschäftigung Schwerbehinderter ist nun einmal in kapitalistischen Gesellschaften unübersehbar und durch partielle Gesetzgebung nur wenig zu verändern.

Schwerpunkte soziologisch-sozialpsychologischer Forschung liegen bei der Analyse struktureller Arbeitsmarktbedingungen und beim Ausmaß der Begünstigung/Verschlechterung der Arbeitsmarktsituation Behinderter, bei Arbeitsplatzanalysen einschließlich der am Arbeitsplatz auftretenden Konfliktformen und Lösungsmöglichkeiten, der Arbeitsorganisation, Analyse der Arbeitsvermittlung und Vorbereitung/Anpassung von Arbeitsplatzsituationen u. ä.

Ein anderer für die Situation besonders der Schwerbehinderten durch architektonische Barrieren geprägter Bereich ist der des Wohnens. Die repräsentative Beschreibung der Wohnsituation der Behinderten [65] in der BRD ist vorerst nicht möglich, hier liegt ein Datendefizit vor, das in absehbarer Zeit behoben werden sollte.

Mobilitätseinschränkungen stellen die Hauptursache für Wohnprobleme Behinderter. Schwerpunkte wohnsoziologischer Forschung in diesem Bereich sind z. B. die Feststellung der Wohnsituation Behinderter auf der Basis repräsentativer Untersuchungen; Modellvorhaben des Bauens für Behinderte und Erfahrungen damit, Organisationsformen des Bauens für Behinderte, Verhalten Behinderter in Abhängigkeit von der ökologischen Situation, Konzeptionen und Begleituntersuchungen z. B. zu Wohnheimen, Service-Häusern, Formen eingestreuter behindertengerechter Wohneinheiten, Formen kollektiven Wohnens u. a. m.

Das Spektrum soziologisch-sozialpsychologischer Forschungsthemen ist mit den aufgezählten Fragestellungen nicht abgedeckt. So sei z. B. auf Freizeitprobleme Behinderter [66], Zusammenhänge zwischen Alterssituation, Behinderung, und Rehabilitation im Alter, auf Professionalisierungsprobleme bei Rehabilitationsberufen (Sozialarbeit, Therapieberufe wie Physio-, Beschäftigungstherapie usw.) hingewiesen u. ä. Die meisten Lebensbereiche, Organisationen usw. enthalten soziologische Fragestellungen. Der soziologische Ansatz zeichnet sich dabei zunächst durch die Art der Fragestellung aus, die Schwerpunkte des Anteils der Soziologie sind jeweils von unterschiedlichem Gewicht bzw. vom Forschungsinteresse bestimmt.

Literatur

1. Jochheim, K. A., Scholz, J. F. (Hrsg.): Rehabilitation. Stuttgart: Thieme 1975.
2. Thimm, W. (Hrsg.): Soziologie der Behinderten – Materialien 7. Neuburgweier 1972.
3. Deppe, H. U., Wulff, E.: Medizinische Versorgung und gesellschaftliche Arbeit: der werksärztliche Dienst und die Betreuung geistig schwer behinderter Kinder. In: BRD/DDR–Vergleich der Gesellschaftssysteme. Köln 1971 S. 362.
4. Deimling, G. (Hrsg.): Sozialisation und Rehabilitation sozial Gefährdeter und Behinderter. Neuwied/Berlin: Luchterhand 1973.

5. Straus, R.: Social Change and the Rehabilitation Concept. In: Sociology and Rehabilitation. Sussmann, M. B. (ed.). Amer. Sociol. Ass. 1966, pp. 1 – 34.
6. Soziologie. Mitteilungsblatt der Deutschen Gesellschaft für Soziologie. Stuttgart: Enke 1974 – 1976.
7. Matthes, J.: Einführung in das Studium der Soziologie. Hamburg: Rowohlt 1973.
8. Matthes, J.: Soziologie ohne Soziologen? Zur Lage des Soziologie-Studiums in der Bundesrepublik. Ztschr. Soziologie **2**, 47 – 58 (1973).
9. Neidhardt, F.: Über den Zustand der Soziologielehre an Westdeutschen Universitäten. Bericht zum 17. Deutschen Soziologentag, Kassel 1974 (Manuskript).
10. Endruweit, G.: Die Lehrprogramme für Hauptfachsoziologen. Soziologie **2**, 43 – 80 (1975).
11. Berufe für Soziologen. Konstanzer Soziologenkollektiv. München: Piper 1971.
12. Oehler, Chr.: Soziologen ohne Beruf? Ztschr. Soziologie **2**, 4 – 17 (1975).
13. v. Ferber, Chr.: Soziologie für Mediziner. Berlin-Heidelberg-New York: Springer 1975.
14. Riley, L. E., et al.: Disability and Rehabilitation. A Selected Bibliography. Columbus/Ohio: Forum 1971.
15. Boswell, D. M., Wingrove, J. M. (Eds.): The Handicapped Person in the Community. London: Tavistock 1974.
16. Safilios-Rothschild, C.: The Sociology and Social Psychology of Disability and Rehabilitation. New York: Random House 1970.
17. Haj, F.: Disability in Antiquity. New York: Philosophical Library 1970.
18. Koty, I.: Die Behandlung der Alten und Kranken bei den Naturvölkern. Stuttgart 1934.
19. Haaser, A.: Behindertenpolitik in der Bundesrepublik. (In Vorbereitung.)
20. Obermann, C. E.: A History of Vocational Rehabilitation in America. Minneapolis: Denison 1965.
21. Thimm, W.: Zum Begriff der Rehabilitationsbedürftigkeit. In: Sehgeschädigte. Internat. wissensch. Arch. **2**, 31 – 46 (1973).
22. Nagi, S.Z.: Disability and Rehabilitation. Legal, Clinical, and Self-Concepts and Measurement. Columbus: Ohio State University Press 1969.
23. Sussman, M. B. (Ed.): Sociology and Rehabilitation. Amer. Sociol. Ass. 1966.
24. Freidson, E.: Disability as Social Deviance. In: Sociology and Rehabilitation. Sussman, M. B. (ed.). Amer. Sociol. Ass. 1974.
25. Goffman, E.: Stigma. Über Techniken der Bewältigung beschädigter Identität. Frankfurt/M.: Suhrkamp 1967.
26. Barker, R. G., et al.: Adjustment to Physical Handicap and Illness. New York: Social Science Research Council 1953.
27. Wright, B.: Physical Disability. A Psychological Approach. New York: Harper & Row 1960.
28. Allan, K. H., Cinsky, M. E.: General Characteristics of the Disabled Population. Washington D. C.: Dept. of Health, Education and Welfare 1972.
29. Harris, A. J.: Handicapped and Imparied in Great Britain. London: Office of Population Censuses and Surveys 1971.
30. Buckle, J. R.: Work and Housing of Impaired Persons in Great Britain. London: Office of Population Censures and Surveys 1971.
31. Heier, D.: Die Lebenssituation von Multiple-Sklerose-Kranken. Nürnberg 1973.
32. Specht, K. G., et al.: Rehabilitation von Querschnittsgelähmten in Bayern. Nürnberg 1971.
33. Specht, K. G., et al.: Rehabilitation von Schwergeschädigten in Bayern. Nürnberg 1971.
34. Gordon, G., et al.: Disease, the Individual, and Society. Social-Psychological Aspects of Disease. New Haven/Conn.: College and University Press 1968.
35. Porter, L. W., Lawler III, E. E., Hackmann, J. R.: Behavior in Organizations. New York: McGraw-Hill 1975.
36. Goffman, E.: Asylums. New York: Anchor Books 1961 (und die zumeist an psychiatrischen Einrichtungen orientierte Folgelitera tur).
37. Roth, J. A., Eddy, E. M.: Rehabilitation for the Unwanted. New York: Atherton 1967.
38. Wessen, A.: The Apparatus of Rehabilitation. An Organizational Analysis. In: Sociology and Rehabilitation. Sussmann, M. B. (ed.) Amer. Sociol. Ass. 1966 pp. 148 – 178.
39. Moses, H. A., Patterson, C. H. (Eds.): Readings in Rehabilitation Counseling. Champaign/Ill.: Stipes Publ. 1971.
40. Moses, H. A., Patterson, C. H. (Eds.): Research Readings in Rehabilitation Counseling. Champaign/Ill.: Stipes Publ. 1973.
41. Patterson, C. H. (Ed.): Rehabilitation Counseling. Collected Papers. Champaign/Ill.: Stipes Publ. 1969.
42. O'Toole, R., Lee Spray, S.: The Contribution of Sociology to Rehabilitation. In: Expanding Dimensions in Rehabilitation. Zamir, L. J. (ed.). Springfield/Ill.: Thomas 1969.
43. Overs, R. P.: Sociological Aspects of Rehabilitation. In: Readings in Rehabilitation Counseling. Moses, H. A., Patterson, C. H. (eds.). Champaign/Ill.: Stipes Publ. 1971.
44. Rammert-Faber, Ch.: Zur beruflichen Situation praxisorientiert ausgebildeter Soziologen. Ergebnisse einer ersten empirischen Erhebung über die Berufssituation der Absolventen des Bielefelder Soziologie-Studienganges. Soziologie **1**, 39 – 70 (1976).

45. Lamnek, S.: Soziologen ohne Soziologie? Zum Verhältnis der Berufschancen von Soziologen und der Berufspädagogik ihrer Ausbildung. Soziologie **3,** 176 – 206 (1974).
46. Erster Bayerischer Landesplan für Behinderte. Bayerische Staatsregierung, München 1974.
47. Handbuch der Rehabilitation für Behinderte in Bayern. Bayerisches Staatsministerium für Arbeit und Sozialordnung. München 1975.
48. Situation der Behinderten in Nordrhein-Westfalen (Behinderten-Enquête). Landtag Nordrhein-Westfalen, Drucksache 7/4257, Düsseldorf 1974.
49. Landesplan für behinderte Menschen. Ministerium für Soziales, Gesundheit und Sport. Rheinland-Pfalz, Mainz 1975.
50. Landesplan für Behinderte an der Saar. Ministerium für Familie, Gesundheit und Sozialordnung des Saarlandes, Saarbrücken 1975.
51. Sparty, L.: Rehabilitations-Verzeichnis für die Bundesrepublik Deutschland und Berlin-West. Bonn-Bad Godesberg 1975.
52. Lutz, B.: Zur Lage der soziologischen Forschung in der Bundesrepublik. Ergebnisse einer Enquête der Deutschen Gesellschaft für Soziologie. Soziologie **1,** 4 – 102 (1975).
53. v. Alemann, H.: Die Organisation sozialwissenschaftlicher Forschung in der BRD. Bericht über eine Erhebung. Soziologie **2,** 81 – 124 (1975).
54. Empirische Sozialforschung München 1970 – 1975. Zentralarchiv für empirische Sozialforschung der Universität Köln.
55. Forschungsdokumentation zur Arbeitsmarkt- und Berufsforschung Nürnberg.
56. Bynder, H., Kong-Ming, P.: Time for a Change: From Micro- to Macro-Sociological Concepts in Disability Research. J. Health Soc. Behav. **17,** 45 – 52 (1976).
57. Pflanz, M.: Soziologie und Medizin. Die zunehmende Soziologisierung der Medizin. In: Soziologie-Sprache. Bezug zur Praxis, Verhältnis zu anderen Wissenschaften. Albrecht, G. (ed.), Opladen: Westdt. Verlag 1973.
58. Siegrist, J., Rohde, J.J.: Zur Entwicklung der medizinsoziologischen Forschung in der Bundesrepublik Deutschland. Soziologie **1,** 21 – 38 (1976).
59. Tews, H. P.: Medizinische Rehabilitation. Strukturwandlungen kurativer Medizin. In: Medizinische Versorgung. Reimann, H. (ed.). München: Goldmann 1976.
60. Balzer, B., Rolli, S.: Sozialtherapie mit Eltern Behinderter. Weinheim: Beltz 1975.
61. Specht, K. G., Heier, D.: Maßnahmen und Erfolge der Rehabilitation Behinderter aus der Sicht empirischer Forschung. Teil 1 u. 2. Die Rehabilitation **13,** 8 – 14 u. 88 – 95 (1974).
62. Wöhrl, H.-G.: Analysen zur beruflichen Rehabilitation 1: Determinanten des Rehabilitationsverlaufs. Heidelberg 1976 (Manuskript).
63. Tews, H. P.: Berufliche Rehabilitation im Berufsförderungswerk Heidelberg aus der Sicht der Teilnehmer. Heidelberg 1975 (Manuskript).
64. Brinkmann, C.: Minderung der Erwerbstätigkeit (Behinderung) und Berufsverlauf. Mitt. Arb.markt. u. Berufsforschg. Heft 1, 68 (1973).
65. Tews, H. P.: Zur Wohnsituation Behinderter. Bedarf, Zielkonflikte, Perspektiven. In: Bauen und Bauten für Behinderte (Architekturwettbewerbe 84). Stuttgart: Krämer 1975.
66. Tews, H. P.: Freizeit und Behinderung. Heidelberg 1974 (Manuskript); Band 47. Schriftenreihe des Bundesministers für Jugend, Familie und Gesundheit. Stuttgart: Kohlhammer 1976.

Rehabilitation und Pädagogik

W. Herrmann

1. Problemstellung

Rehabilitation wird als umfassende Leistung zur Eingliederung behinderter Menschen in die Gesellschaft, also in ein soziales Bezugssystem, verstanden. Diese generelle Zielsetzung der Rehabilitation definiert gleichzeitig die notwendigen Beiträge einzelner wissenschaftlicher Disziplinen. Wenn Behinderte im weitesten Sinne unter Berücksichtigung ihrer individuellen geistigen, seelischen und körperlichen Situation in ein durch viele Determinanten bestimmtes gesellschaftliches System integriert werden sollen, dann muß jede an diesem Sozialisationsprozeß beteiligte Disziplin ihren Beitrag leisten. Pädagogik in der Rehabilitation muß dann als Anwendungsdisziplin der Erziehungswissenschaft neben anderen wissenschaftlichen Disziplinen wie Psychologie, Medizin, Soziologie pädagogisch relevante Probleme erfassen und untersuchen, die bei der Ableitung und Realisierung von Sozialisationszielen für Behinderte auftreten und Lösungsmöglichkeiten aufzeigen.

Für die Pädagogik in der Rehabilitation ist der behinderte Mensch und sein gesellschaftliches Umfeld Erfahrungs- und Erkenntnisobjekt. Dabei ist der Begriff „Behinderter" im allgemeinen durch die im Regelfall von medizinischer Seite zugeordneten Symptome und durch „eine Abweichung von — durch verschiedene Bezugssysteme definierten — Normen" [19] bestimmt; die Vielschichtigkeit der daraus ableitbaren Fragestellungen und die Komplexität der Faktoren, die den Sozialisationsprozeß Behinderter beeinflussen können, erschweren jedoch eine wissenschaftliche Systematisierung der Pädagogik in der Rehabilitation. Trotz dieser Einschränkung stellt sich für die Pädagogik die Aufgabe, im Zusammenwirken mit anderen für die Rehabilitation relevanten Wissenschaftsdisziplinen echte Erziehungs-, Bildungs- und Sozialisationshilfen [1] für ein breites Spektrum von behinderten Menschen zu entwickeln und bereitzustellen, d. h. Verfahren, Methoden und Instrumente, abgeleitet aus der Erfassung und Analyse entsprechender Problemfelder.

Unter diesem hier vertretenen mehr instrumentalen Aspekt wird Pädagogik in der Rehabilitation als vorwiegend anwendungsorientierte Disziplin der Erziehungswissenschaft verstanden. Es spielen z. B. Kausalzusammenhang, Art und Schweregrad der Behinderung eine weitaus weniger wichtige Rolle für die Pädagogik als vielmehr die individuellen primären und sekundären Behinderungsauswirkungen. Im Problemkreis „Rehabilitation" darf sich die Pädagogik deshalb nicht allein auf die durch medizinische Typisierung festgelegten Behindertenbilder stützen, sondern muß deren spezifische Auswirkungen und die im sozialen Umfeld des behinderten Individuums liegenden Einflußfaktoren für pädagogisch sinnvolles Handeln berücksichtigen.

Bisher hat sich die „Pädagogik der Behinderten" in ihrem wissenschaftlich theoretischen Systemansatz im wesentlichen an einzelnen behinderungsspezifischen Kriterien — insbesondere an medizinisch definierten Behinderungsarten — orientiert; ebenso ist bis in die jüngste Zeit eine thematische Beschränkung auf Kinder und Jugendliche im Schulbereich [5] erkennbar, obwohl Krankheit und Behinderung in jedem Lebensabschnitt auftreten können. Diese begrenzte Betrachtungsweise führte vor allem zur Ausprägung der Behinderten-Pädagogik als „Sonderschulpädagogik", — nicht zuletzt noch durch den gegliederten Schulaufbau in der Bundesrepublik bedingt — und zur Lehrerausbildung in den betreffenden sonderpädagogischen Fachrichtungen [16].

Es sei auch umgekehrt festgestellt, daß trotz aller Bemühungen in Rehabilitationsprozessen, die final notwendigen, in dem Bedürfnis des Behinderten begründeten Leistungen der Medizin, Psychologie, Soziologie, Sozialpädagogik und anderer Disziplinen untereinander zu verketten, Einflüsse dieser wesentlichen Rehabilitationsdisziplinen [17] auf die Pädagogik weitgehend abgewehrt wurden.

Die begründete und berechtigte Wahrung wissenschaftlicher Eigenständigkeit der Pädagogik [14] darf gerade in der Rehabilitation nicht zur Verlagerung von pädagogisch notwendigem und ausfüllbarem Handlungsspielraum auf Nachbardisziplinen führen, deren unterstützender und begleitender Charakter offensichtlich ist.

Gleichermaßen muß jedoch erkannt werden, daß Pädagogik nur *gemeinsam* mit ihren Nachbardisziplinen [11], Methoden, Verfahren und Instrumente für ganz spezifische Problemfelder in der Rehabilitation entwikkeln und vorhandene wissenschaftliche Erkenntnisse der Nachbardisziplinen für pädagogische Fragestellungen adaptieren kann. Es wird also immer darum gehen, pädagogische Prinzipien und Verfahren auf ihre Wirksamkeit in der Rehabilitation zu untersuchen und dabei die von den Nachbardisziplinen bestimmten Einflußgrößen zu beachten.

Pädagogik kann ihre Aufgabe in der Rehabilitation, die je nach Eintritt der Krankheit/Behinderung in der frühkindheitlichen Phase bis in das Erwachsenenalter als spezifische Problemsituation gegeben sein kann, dadurch erfüllen, daß sie adressatengemäß folgende Fragestellungen löst:

— *Generell* müssen für die jeweilige Erziehungs- und Bildungsphase — frühkindheitliche Erziehung, schulische Bildung, Berufsausbildung und Fortbildung — Curricula entwickelt werden, die nicht nur inhaltliche und damit funktional notwendige Erziehungs- und Bildungsziele anstreben, sondern allgemeine bzw. überfachliche Ziele, die insbesondere Kompensationsvermögen, Durchsetzungsvermögen, Fähigkeit zur Konfliktbewältigung, Kommunikationsfähigkeit, Interaktionsfähigkeit unter Einschätzung der eigenen Fähigkeiten und Möglichkeiten fördern und trainieren, damit der Behinderte Rollenkonflikte überwinden kann.

— *Individuell* müssen in einem Bildungs-/Ausbildungssystem alle Möglichkeiten ausgeschöpft werden, um organisatorisch und methodisch Lern- bzw. Verhaltensdefizite auszugleichen bzw. zu relativieren. Sachlich und personell muß damit eine sinnvolle Individualisierung und Differenzierung mittels pädagogischer Methoden und Maßnahmen in den jeweiligen Bereichen im Rahmen einer behindertengerechten Lern- und Ausbildungsorganisation gesichert werden.

— *Institutionell* müssen die jeweils zuständigen Organisationseinheiten wie z. B. Kindergarten, Schule, Ausbildungseinrichtung u. a. sachlich und personell so ausgestattet sein, daß Methoden und Maßnahmen, die zur individuellen Problem- und Konfliktbewältigung notwendig sind, zur Integration des Behinderten optimal wirksam werden.

2. Pädagogik, Schule und Rehabilitationsprozeß

Pädagogische Maßnahmen zur Eingliederung Behinderter als vollwertige Glieder in die Gesellschaft werden vor allem dadurch beeinflußt, daß Bildung und Erziehung je nach Art, Schweregrad und Auswirkungen der individuellen Behinderung in segregierten Systemen (Sondereinrichtungen für Behinderte) oder in Systemen für Nichtbehinderte erfolgen. Der institutionelle Rahmen einerseits und die individuellen Voraussetzungen andererseits bestimmen Planung, Organisation und Gestaltung der Bildungs- und Erziehungsprozesse in der Rehabilitation.

Unter rehabilitativen Gesichtspunkten sollen pädagogische Bemühungen grundsätzlich schon dann einsetzen, wenn im physischen, psychischen, intellektuellen und bzw. oder sozialen Bereich Perspektiven erkennbar werden, die einer altersgemäßen Behandlung entgegenstehen. Dabei hat die Pädagogik als Teildisziplin in der Rehabilitation je nach Altersstufe differenzierte Zielsetzungen zu erfüllen:

2.1. Früherkennung und Frühförderung

Bei der Behandlung von Geburtsfehlern und frühkindheitlichen Erkrankungen muß unter Berücksichtigung aller für eine Behinderung relevanten Aspekte die interdisziplinäre Kommunikation zwischen Psychologie, Pädagogik, Medizin und Soziologie gesichert werden, um zu einer abgestimmten Diagnose zu gelangen. Dabei stehen die medizinisch/psychologische Diagnose und die daraus ableitbaren Therapieformen im Vordergrund der Überlegungen; die Pädagogik wird sich auf die beratende Funktion beschränken [5]. Dabei sind alle Bezugspersonen des Kindes in den Beratungsvorgang einzubeziehen, die für die soziale Entwicklung des behinderten Kindes von besonderer Bedeutung sind.

Neben den organisierten Formen der besonderen pädagogischen Förderung im Elementarbereich — Kindergarten, Kindertagesstätten — bedarf es einer eingehenden Beratung der Eltern, damit diese schon frühzeitig mitwirken können, systematisch Lern- und Leistungsfunktionen zu üben und das Sozialverhalten des behinderten Kindes zu verbessern.

Bei diesen Förderungen wird einmal mehr die Wechselwirkung zwischen eingehender fachärztlicher, psychologischer und pädagogischer Betreuung in der Rehabilitation deutlich. Es soll hier nicht darauf eingegangen werden, in welchem Umfang zentrale Einrichtungen für Diagnostik, Beratung und Frühförderung geschaffen werden sollen, um präventiv Behinderungen frühzeitig entgegenwirken zu können. Die systematische Übung von kognitiven, sozialen und psychomotorischen Fähigkeiten im frühkindlichen Alter sowie das Training kompensatorischer Techniken könnten jedoch für einen weitaus höheren Anteil von Kindern als bisher den Eintritt oder Übergang in das allgemeine Schulsystem verbessern.

2.2. Schulische Bildung und Erziehung

2.2.1. Schulsysteme

Das Schulsystem soll den Anspruch erfüllen, jedem Kind und Jugendlichen eine je nach seiner Leistungs- und Lernfähigkeit und Erziehungsbedürftigkeit gemäße Form der Förderung und Bildung zu ermöglichen. Dabei ist unbestreitbar, daß in jeder Altersgruppe diejenigen Kinder und Jugendlichen eine besondere pädagogische Förderung erfahren müssen, die durch eine Behinderung im Lern- und Erziehungsprozeß benachteiligt sind. Die jeweils gewählte Organisationsform für die schulische Förderung behinderter Kinder und Jugendlicher — allgemeine Schulen für Nichtbehinderte, Sonderschulen für Behinderte, Heimsonderschulen für Behinderte — sollte das Maß und die Intensität pädagogisch methodischer Bemühungen bestimmen.

Die generelle Zielsetzung der bestmöglichen Integration kann sicher über alle genannten Schulformen bzw. Sondereinrichtungen erreicht werden. Es gilt jedoch im Einzelfall, abgeleitet aus dem individuellen Bedürfnis des behinderten Kindes/Jugendlichen, zu entscheiden, welche Organisationsform diese Aufgabe am besten erfüllen kann. Auch hierbei ist zu betonen, daß nicht allein pädagogische Dimensionen als alleiniges Entscheidungskriterium für eine Zuweisung zu genannten Organisationsformen herangezogen werden dürfen; die Ergebnisse aus der Kooperation zwischen Arzt, Psychologe, Sozialpädagoge, Pädagoge und den Eltern müssen bei der Entscheidungsfindung berücksichtigt werden. Dabei können beispielhaft, ohne Rangfolge oder Wertung, folgende Kriterien gelten [5]:

— Lernerfolg in den einzelnen Lernbereichen
— Intelligenz
— Kommunikationsfähigkeit
— Sozialverhalten
— Verfügbarkeit behinderungsspezifischer Kompensationstechniken
— Gesundheitszustand, Mobilität und Therapiebedarf
— Unterstützung durch das Elternhaus.

Die eigentliche rehabilitationsbezogene Aufgabe der Pädagogik gewinnt besonderes Gewicht in Sondereinrichtungen, in denen die Leistungen zur Integration des „ausgesonderten" behinderten Kindes oder Jugendlichen in die Gesellschaft erbracht werden müssen. Dort wird auch der Auftrag augenscheinlich, den Behinderten zur eigenständigen Bewältigung seiner Lebensthematik hinzuführen, ihm seine innere Stabilität und Identität zu festigen, um einen als gleichwertig anerkannten Platz in dem Sozialgefüge Familie, Beruf und Gesellschaft einnehmen zu können. Das Zusammentreffen von heterogenen Faktoren — Behinderungsarten und Auswirkungen, Bildungsstand, Leistungsvermögen, Motivationslage — gibt Hinweise auf die zu lösenden pädagogischen Probleme.

2.2.2. Bildungsorganisation

Der didaktische Bezugsrahmen in einem System der adressatengemäßen und zielorientierten Förderungen behinderter Kinder und Jugendlicher muß die äußere und innere Differenzierung des Unterrichts gewährleisten. Die Flexibilität eines differenzierten Bildungssystems in einer Sondereinrichtung soll eine Vielfalt sich überlappender Organisationsformen für die Gestaltung des Unterrichts zulassen. Nur so ist es möglich, optimale Voraussetzungen für das Lernen unter Berücksichtigung individueller Beeinträchtigungen zu schaffen, soziale Kommunikation und Interaktion zu trainieren und die jeweiligen Lernziele zu erreichen. Das Prinzip der Gruppenausbildung sollte dabei trotz aller Individualisierungen im Lernverfahren und in den Lernanforderungen erhalten bleiben, da eine von der Gruppe losgelöste und damit isolierte Förderung zur weiteren Segregation des Behinderten beiträgt. Wenn die innere Struktur der schulischen Einrichtung sowohl eine äußere als auch eine innere Differenzierung zuläßt, müssen jeweils folgende Probleme für das pädagogische Handeln gelöst werden:

— Berücksichtigung der unterschiedlichen Lernschwierigkeiten, Lernfähigkeiten, Lerngeschwindigkeit und Lernerfolg als Ausgangspunkt für personale Förderleistungen

— Entwicklung und Einsatz apersonaler Medien — Ton-/Bildserien, Film-/Fernsehaufzeichnungen, programmierte Unterweisungen als selbstlehrende oder Leitprogramme, computerunterstützte Lernverfahren — zur Verbesserung der Motivation und Verstärkung der Informationsaufnahme

— Vorbereitung der Lernenden auf aktives, gestaltendes und selbststeuerndes Lernen innerhalb einer Lerngruppe

— Nutzung von Verfahren zur Selbstbewertung und Einschätzung des eigenen Leistungsvermögens.

2.2.3. Curriculumentwicklung

Ein zentrales Problem bildet die Curriculumentwicklung. Inhaltlich sollen weitgehend die Erziehungs- und Bildungsziele [7] erreicht werden, die auch im allgemeinen Schulsystem für Nichtbehinderte vorgegeben werden, wenn eine Gleichwertigkeit nach der Eingliederung erreicht werden soll. In vielen Fällen ist es jedoch in der Praxis wegen der vorliegenden Behinderungsauswirkung nicht möglich, alle Lernziele in ihrer vollen Komplexität zu erreichen. Dies würde sonst zu überhöhten und ungerechtfertigten Leistungsanforderungen führen, die über Versagenserlebnisse eine weitere Aussonderung zur Folge hätten. Die angestrebte Individualisierung der Lernanforderungen muß deshalb auch in den definierten Lernzielen bereits differenziert angegeben werden. Eine besondere Bedeutung kommt dabei den überfachlichen Lernzielen zu, die als Sozialisationshilfe einen Übergang in eine nicht immer gerade behindertenfreundliche Umwelt vorbereiten und erleichtern soll.

2.2.4. Berufs- und Lebensvorbereitung
Lebensvorbereitung für behinderte Jugendliche in der Schule bedeutet auch die rechtzeitige Hinführung zu der Erkenntnis, daß spätere berufliche Ausübungsformen einen wesentlichen Teil des sozialen Funktionierens bestimmen. Um Einbrüche gerade in der Phase des Überganges von der Schule in das Berufs- und Arbeitsleben zu vermeiden, müssen die Probleme einer realitätsgerechten Berufswahlvorbereitung und Berufsentscheidung für behinderte Schulabgänger im Vordergrund der Rehabilitationsbemühungen stehen. Die bisherigen pädagogischen Ansätze, die in Curricula z. B. für das Fach „Arbeitslehre“ erkennbar sind [21], haben dabei im wesentlichen immer nur die Bildungsbereiche der Regelschule vor Augen. In dieser Entwicklungsstufe des Jugendlichen müssen die Motivationen entfaltet werden, die eine gewichtige Rolle für Erfolg oder Mißerfolg späterer Ausbildungs- und Arbeitssituationen spielen kann. Der behinderte Jugendliche muß erkennen, daß der Mangel an Mobilität oder die Eingeschränktheit visueller und sprachlicher Kommunikation kompensiert werden kann und die Übernahme einer Erwerbs- oder Teilerwerbsrolle möglich ist. Die Pädagogik hat hier einen wesentlichen eingliederungsvorbereitenden Auftrag zu erfüllen, methodisch die Informationen über Berufsfelder, Berufe und ihre inhaltliche Anforderungsprofile so zu verarbeiten, daß sie den behinderten Schulabgängern eine begründete Berufswahl ermöglicht. Gerade hier wird aber auch die sich mit anderen Fachdisziplinen überlappende Aufgabe deutlich, da ohne psychologisch-berufsdiagnostische, medizinisch/arbeits- und sozialmedizinisch diagnostische Leistungen ein optimales Ergebnis nicht erreicht werden könnte.

Ausgehend von der Überlegung, daß das soziale Umfeld des behinderten Kindes und Jugendlichen fachlich und methodisch nicht auf die Bewältigung der aus der Behinderung resultierenden Probleme vorbereitet ist, wird es immer ein besonderes Anliegen der Pädagogik in der Rehabilitation sein, hier einen wesentlichen Beitrag zur Förderung der Integration zu leisten. Auch wenn die Sonderpädagogik als Studiendisziplin an Hochschulen bereits einen festen Standort erworben hat, so reichen die dort vermittelten Methoden und Techniken noch nicht aus, um alle diese genannten Funktionen erfüllen zu können. Dies liegt zum Teil an der zu deutlichen Abgrenzung von Nachbardisziplinen, deren Sachverstand und wissenschaftliche Ergebnisse im höheren Maße für die „pädagogisch-therapeutische Lehrerfunktion“ relevant sind.

3. Pädagogik und berufliche Rehabilitation

Die Eingliederung von berufsreifen und berufsfähigen Jugendlichen und die Integration von behinderten Erwachsenen in das gegebene gesellschaftliche System ist eine der Hauptaufgaben der beruflichen Rehabilitation. Der Berufsraum als ein soziales Feld stellt bei allen Eingliederungsbemühungen das wesentlichste Element dar. Die Aufgaben der Pädagogik in der beruflichen Rehabilitation resultieren nicht aus einer Addition von Einzelaufgaben, punktuellen Vorhaben und Aktivitäten in der Lehre, sondern können nur aus den angestrebten beruflichen Zielsetzungen und dem individuellen Bedürfnis der Rehabilitanden abgeleitet werden.

Berufliche Rehabilitation sollte deshalb folgenden Hauptanforderungen [9] genügen.

— Ausbildung von Behinderten in zukunftsorientierten Berufen, um ihre Wettbewerbsfähigkeit zu garantieren.

— Erfassung der Berufsqualifikationen durch Arbeitsplatz- und Funktionsanalysen [13], damit die Behinderten eine ihren Fähigkeiten und individuellen Möglichkeiten — unter Berücksichtigung der Behinderungsauswirkungen — entsprechende Berufsausbildung und Eingliederung erfahren können.

— Organisation von Ausbildungssystemen, die eine behindertengerechte Lernorganisation ermöglichen und eine fachlich qualifizierte Berufsausbildung gewährleisten.

Die Aufgabe der Pädagogik in der beruflichen Rehabilitation reicht von der Berufsforschung, Curriculumentwicklung, Planung und Aufbau einer berufsbezogenen und behindertengerechten Lernorganisation, Entwicklung von Methoden und Medien bis hin zur individuellen Lernerförderung und Beratung [17]. Im einzelnen stellen sich dabei für die Pädagogik folgende Probleme:

3.1. Berufsforschung und Curriculumentwicklung

Die Ergebnisse der Berufsforschung, die eine Grundlage für die Auswahl der Berufe für Behinderte bilden, sind eine der Voraussetzungen für die Curriculumentwicklung. Wenn man unter Curriculumentwicklung im engeren Sinne die Ableitung von konkret beschriebenen fachlichen Lernzielen [12] aus vorgegebenen Qualifikationen [3] versteht, dann hätte die Pädagogik hier insbesondere die Aufgabe, überfachliche Lernziele — wie z. B. Verhaltensweisen am Arbeitsplatz, Steigerung der Konzentrationsfähigkeit, Verbesserung des Abstraktionsvermögens im formalen, numerischen und sprachlichen Bereich. Hinführung zu Verantwortungsbewußtsein und Entscheidungsfähigkeit, Training von Problemlöseverhalten, Entwicklung von Fähigkeiten zur sozialen Kooperation als Lern- und Prozeßziele zu deduzieren. Diese definierten Ziele müssen in den Ausbildungsplänen für alle an dem Rehabilitationsprozeß Beteiligten transparent sein, um sie durch adäquate Ausbildungssysteme und Lernorganisation zu realisieren.

3.2. Ausbildungssysteme

Ausbildungssysteme in der Rehabilitation müssen so gestaltet sein, daß nach Abschluß der Berufsausbildung die Arbeitsplatz- und Funktionstüchtigkeit [22] des Behinderten in hohem Maße möglich ist. Die Entscheidung, ob ein Behinderter in einem System der integrierten berufstheoretischen und berufspraktischen Ausbildungsform oder im dualen System ausgebildet wird, ist im wesentlichen von seinen individuellen Behinderungsauswirkungen abhängig. Je höher das erforderliche Maß an über die Berufsbildung hinausgehende Leistungen der medizinisch und psychologisch orientierten Diagnostik und Therapie ist, desto mehr kommt das integrierte System in Frage. Die abstimmbaren Leistungen der Fachdienste erhöhen die Eingliederungschancen. Die Verknüpfung der fachtheoretischen und berufspraktischen Ausbildungselemente im Curriculum ermöglichen eine frühzeitige Heranführung an den Lernort „Arbeitsplatz“, eine intensivere individuelle und differenzierte Ausbildung sowie die gerade für Behinderte unerläßliche extrinsische Motivation. Die Segmentierung und Sequenzierung der Ausbildungseinheiten im Curriculum eines integrierten Systems sichert die optimale und permanente Verknüpfung der fachtheoretischen und berufspraktischen Ausbildung.

3.3. Lernorganisation

Die Lern- und Ausbildungsorganisation entspricht dann den Anforderungen moderner beruflicher Rehabilitation, wenn unter Berücksichtigung der besonderen und individuellen Voraussetzungen der Rehabilitanden die fachlichen und überfachlichen Lernziele erreicht werden. Die Lernorganisation in der beruflichen Rehabilitation hat dabei folgende spezifische Adressatenbedingungen zu berücksichtigen:

— Heterogene Lern- und Bildungsvoraussetzungen (schulische Vorbildung, Bildungsdefizite, behinderungsspezifische Auswirkungen).

— Durch Organschäden bedingte individuelle Lern- und Arbeitsstörungen.

— Störungen in der sozialen Kommunikations- und Kooperationsfähigkeit, die eine Ausbildung in der Gruppe erschweren.

— Therapiebedingte Ausfallzeiten.

Die Pädagogik hat als wissenschaftliche Disziplin eine Vielzahl von Verfahren und Methoden entwickelt, die für die besonderen Bedingungen der behindertengerechten Lernorganisation adaptiert werden können. Die notwendige Individualisierung und Differenzierung des Lernprozesses in der Berufsausbildung von Behinderten kann nicht allein durch intensiven Einsatz apersonaler Medien gelöst werden [9]. Die personalen Beziehungen in Sozialphasen zum Berufsausbilder und der Lernergruppe ist ein wesentliches Element für den Lernerfolg; die berufliche Tätigkeit nach erfolgreicher beruflicher Rehabilitation ist gleichermaßen durch soziale Interaktionen am Arbeitsplatz gekennzeichnet und erfordert deshalb im „Lern- und Arbeitsprozeß" bereits die fundierte und wirklichkeitsnahe Vorbereitung. Die Unterstützung des Lernprozesses durch apersonale Medien (Computerprogramme, Fernsehfilme, Buchprogramme, Ton-Diareihen u. a.) ist nur dann wirksam, wenn sie im Rahmen von Lehr-Lernstrategien mit intensiven Sozialphasen erfolgt [20].
Neben verfügbaren Lernmaterialien müssen in einer behindertengerechten Lernorganisation solche apersonalen Medien eingesetzt werden, die ganz spezifische Behinderungsauswirkungen, insbesondere Schädigungen der Sinnesorgane, während des Lernprozesses kompensieren können. Dabei sind unter Medien nicht nur Lernmaterialien im engeren Sinne zu verstehen, sondern auch technische Rehabilitationshilfen, die als Arbeitshilfen dienen.

3.4. Berufliche Rehabilitationssysteme

Neben diesen generellen Aufgaben der Pädagogik in der beruflichen Rehabilitation ergeben sich spezielle Probleme in den einzelnen Phasen des Rehabilitationsprozesses. Die richtige Berufswahl hat bei der Berufsausbildung von behinderten Jugendlichen und Erwachsenen in noch stärkerem Maße als bei Nichtbehinderten ein besonderes Gewicht. Allgemeine Formen der Berufsinformation und Berufsberatung, die von den zuständigen Trägern gegeben werden, bedürfen einer Ergänzung. Da Korrekturen nach einmal erfolgter Berufswahl bei Behinderten häufig schwer möglich sind, müssen die an der Entscheidungsfindung beteiligten Disziplinen — Medizin, Psychologie, Berufspädagogik — gemeinsam zu einem Eingliederungsvorschlag kommen. Bei der Berufsfindung erfüllt die Pädagogik vor allem die Aufgabe der gezielten Berufsinformation und der Beratung über die im Einzelfall geeignete berufliche Eingliederungsmöglichkeit. Dafür werden in der praktischen Erprobung den jeweiligen beruflichen Anforderungen entsprechende, simulierte Arbeitssituationen geschaffen, mit deren Hilfe das auch unter Behinderungsgesichtspunkten vorgegebene Leistungsvermögen überprüfbar und bewertbar wird. Ziel der pädagogischen Einflußnahme auf den Behinderten ist es dabei, aus vorgegebenen Daten über intellektuelle Eignung, psychische und psychomotorische Leistungsfähigkeit und den geäußerten Berufswünschen einen im individuellen Interesse des Behinderten geeigneten Lösungsvorschlag zu unterbreiten.

3.4.1. Berufsbildung behinderter Jugendlicher

Bei einer Vielzahl von behinderten Jugendlichen kann wegen der notwendigen und umfangreichen ausbildungsbegleitenden Leistungen anderer Disziplinen die Berufsausbildung nicht im dualen System erfolgen [18]. Damit scheidet auch das öffentliche Berufsbildungssystem mit seinen Lernorten „Berufsschule" und „Betrieb" weitgehend aus. Diese Jugendlichen sollen in Berufsbildungseinrichtungen, die über alle notwendigen Fachdienste der umfassenden Rehabilitation verfügen, ausgebildet werden. Diese „Berufsbildungswerke" [4] sind nach dem Prinzip der didaktischen Parallelität organisiert und garantieren eine der Behinderung entsprechende individuelle Ausbildung und die Chance der späteren Eingliederung in

das Erwerbsleben. Neben der reinen fachpraktischen und berufstheoretischen Ausbildung in der bereits definierten didaktisch parallelen Lernorganisation hat die Pädagogik ein curriculares System zu entwickeln, das die Kompensation individueller Bildungsdefizite ermöglicht. Dies ist nur in einer hochdifferenzierten bzw. individualisierten Lernorganisation möglich. Dabei muß die Pädagogik ein entsprechendes Diagnoseinstrument entwickeln, erproben und bewerten. Hinzu kommt noch das Training von Verhaltensweisen am Arbeitsplatz bzw. innerhalb einer Arbeitsgruppe, also der Erwerb von Qualifikationen, um im späteren Arbeitsleben und im weiteren sozialen Umfeld bestehen zu können.
Hier sind von der Pädagogik vor allem folgende Fragen zu untersuchen:

— Welche fachübergreifenden Qualifikationen müssen die Jugendlichen während ihrer Ausbildung erwerben, um sich trotz ihrer Behinderung mit der jeweiligen spezifischen Behinderungsauswirkung am Arbeitsplatz bzw. in einer vorgehenden Arbeitsorganisation zurechtzufinden?
— In welcher Form können diese fachübergreifenden Verhaltensweisen trainiert werden?

Dieses Training kann nicht allein in der Berufsausbildung erfolgen, sondern auch durch sozialpädagogische Maßnahmen im Bereich der Heimerziehung. Das Maß der allgemeinen Lebenstüchtigkeit außerhalb des beruflichen Tätigkeitsfeldes ist für die Funktionstüchtigkeit im Beruf mit bestimmend.

Da Berufsausübung im Zusammenwirken mit nichtbehinderten Erwerbstätigen erfolgt, muß die Sozialpädagogik innerhalb vorgegebener Wohnheimstrukturen und darüber hinaus folgende Fragestellungen lösen:

— Wie kann die Lebens- und Berufstüchtigkeit durch die Heimerziehung verbessert werden?
— Welche Lebensqualifikationen muß der Behinderte erwerben, um über die Lösung seines Rollenkonfliktes ein gleichwertiges Mitglied in den jweiligen sozialen Bereichen zu werden?

Der angestrebte Lernzuwachs in diesen beruflichen Rehabilitationseinrichtungen und die Verhaltensänderungen sollen nicht nur zum Erwerb der Arbeitsplatz- und Funktionstüchtigkeit führen, sondern auch auf die Bewältigung der Lebenspraxis vorbereiten. Damit ist ein solches Berufsbildungssystem mit begleitenden medizinischen, psychologischen und sozialpädagogischen Leistungen eine der Möglichkeiten, den Behinderten in die soziale Umwelt zu integrieren.

3.4.2. Berufsbildung behinderter Erwachsener

Erst in jüngster Zeit hat sich die Pädagogik wissenschaftlich mit der Erwachsenenbildung in der Rehabilitation befaßt. Dies liegt wohl daran, daß die berufliche Rehabilitation von Erwachsenen sich aus der pragmatisch angelegten beruflichen Umschulung und deren gewählter Lernorganisation entwickelt hat. Ein weiterer Grund für das späte Interesse der Pädagogik an der beruflichen Rehabilitation Erwachsener kann man darauf zurückführen, daß erst in der Gegenwart Lern- und Bildungsprobleme Erwachsener [8] in einem eigenständigen Zweig der Erziehungswissenschaft untersucht werden.

Berufliche Rehabilitation von erwachsenen Behinderten weicht jedoch in ihrer Zielsetzung von den grundsätzlichen Fragestellungen der Erwachsenenbildung ab [6].

Es handelt sich hierbei im Regelfall um eine berufliche Neuorientierung und nicht um die Fragestellung der Weiter- bzw. Fortbildung. Für die Form der „Vollständigen Berufsausbildung von Erwachsenen" fehlen systematische und empirische Untersuchungen über das Lern- und Arbeitsverhalten Erwachsener, die hinreichende Aussagen über Methoden und Verfahren für eine adäquate Lernorganisation ermöglichen und im Gegensatz zum Lehrbereich für Kinder und Jugendliche berufspädagogisch und rehabilitativ erfahrene Berufsausbilder, die in einem Regelstudiengang ihre Qualifikation erwerben könnten.

Berufliche Rehabilitation ergibt sich immer dann als Fragestellung, wenn nach Eintritt einer Krankheit das bisherige berufliche Tätigkeitsfeld nur durch besondere Formen der Qualifizierung und/oder Anpassung wieder voll bzw. partiell ausgefüllt werden kann. Häufig ist jedoch der Berufswechsel die einzige Möglichkeit, einen vollwertigen Platz im beruflichen Leben wieder einnehmen zu können.
Es haben sich mehrere Formen der beruflichen Eingliederung in den vergangenen Jahren entwickelt, die von der betrieblichen Einarbeitung bis zur Vollausbildung in „Berufsförderungswerken" reichen. Dabei stellen sich insbesondere bei der Berufsausbildung in Berufsförderungswerken, die über alle bereits genannten begleitenden Fachdienste verfügen, folgende Probleme, die sich einer Lösung nähern:

Bei der Planung der Lehr- und Lernprozesse in der integrierten Form der Berufsausbildung sind folgende Positionen auszufüllen:

— Ausgleich der heterogenen Eingangsvoraussetzungen (früherer schulischer Abschluß, berufliche Ausbildung und Formen der Berufsausübung, durch Behinderung sich ergebende Lernschwierigkeiten);
— Gestaltung der Lernorganisation unter Berücksichtigung erwachsenentypischen Lernverhaltens;
— Formen der erwachsenengerechten Lernfortschritts- und Lernleistungsbewertung.

Auf der Gestaltungs- bzw. Durchführungsebene liegen die Hauptprobleme in der

— Initiierung, Steuerung und Regelung des Lernprozesses unter Berücksichtigung des erwachsenen- und behinderungsspezifischen Lernverhaltens, vor allem bei Problemen der Motivation, der Informationsvermittlung, der methodischen Gestaltung von Phasen mit apersonalem Medieneinsatz, sozialen Lernphasen und in der Gewährleistung individuell notwendiger Lernhilfen.

Auf der Kontrollebene hat sich die Pädagogik mit folgenden Fragen zu beschäftigen:

— Kontrolle individueller Lernfortschritte;
— Entwicklung von Auswertungsverfahren für die Verbesserung der Ausbildungsplanung;
— Evaluation der Ausbildungsorganisation.

Eine ganz besondere pädagogische Aufgabe in der Rehabilitation Erwachsener ist die Vermittlung von Lern- und Arbeitstechniken sowie das Training von Problemlöseverhalten zur Konfliktbewältigung. Diese dringliche Aufgabe kann damit erklärt werden, daß durch die plötzlich nach Eintreten der Behinderung sich veränderte Lebenssituation mit ihren vielfältigen Konflikten gemeistert werden muß. Eines der zu lösenden Probleme ist die individuelle Bewältigung der Berufssituation, die über eine optimale Berufsausbildung ermöglicht werden kann. Das Konfliktfeld ist damit allerdings noch nicht erschöpft, da sich der behinderte Erwachsene auch im weiteren sozialen Umfeld behaupten und zurechtfinden muß.

4. Pädagogik und Forschung in der Rehabilitation

Durch die Vielfalt von Leistungen bei der Planung, Gestaltung und ständigen Verbesserung der Lernorganisation ergeben sich für die pädagogische Forschung eine Reihe bekannter aber noch zu bewältigender Aufgaben. Vor allem müssen die Methoden verfeinert werden, um eine gezielte Berufsdiagnostik für die Behinderten zu entwickeln; die Untersuchungen über den Zusammenhang zwischen Behinderung und ihren spezifischen Auswirkungen in Verbindung mit dem Lern- und Arbeitsverhalten sind noch nicht abgeschlossen.
Ein weiterer Schwerpunkt künftiger pädagogischer Forschungen und Entwicklungen liegt auf dem Gebiet der Aus- und Fortbildung von Lehrpersonal [15] für die berufliche Rehabilitation. Aus den Bedürfnissen der Rehabilitation heraus müssen die spezifischen Berufsqualifikationen abgeleitet und in Curricula umgesetzt werden. Lernziele

und Lerninhalte dieser Curricula hängen im wesentlichen von den Ergebnissen der Grundlagenforschung ab, insbesondere der Erfassung und Konkretisierung behindertenspezifischen Lern- und Arbeitsverhaltens.

Für die Erziehungswissenschaft hat sich durch die zunehmende Intensivierung der Bemühungen um schulische und berufliche Rehabilitation und Eingliederung ein breites Forschungs- und Anwendungsgebiet eröffnet. Die offenen Fragen können zielstrebiger und auch in naher Zukunft umsetzbarer durch anwendungsorientierte Forschungsmethoden gelöst und langfristig durch Grundlagenforschung evaluiert werden.

Literatur

1. Bleidick, U.: Pädagogik der Behinderten. Grundzüge einer Theorie der Erziehung behinderter Kinder und Jugendlicher. Berlin: Marhold 1974.
2. Bloom, B. S.: Taxonomie von Lernzielen im kognitiven Bereich. Weinheim: Beltz 1973.
3. Boehm, U., Mende, M., Riecker, P., Schuchardt, W.: Qualifikationsstruktur und berufliche Curricula. Schriften zur Berufsbildungsforschung, Band 20. Hannover: Schroedel 1974.
4. Brinckmann, Ch., Gierse, L.: Zum Bedarf an Berufsbildungswerken für behinderte Jugendliche. Mitteilungen aus der Arbeitsmarkt- und Berufsforschung. Stuttgart: Kohlhammer 1974.
5. Deutscher Bildungsrat (Hrsg.): Zur pädagogischen Förderung behinderter und von Behinderung bedrohter Kinder und Jugendlicher. Bonn: Klett 1973.
6. Deutscher Bildungsrat (Hrsg.): Berufsausbildung behinderter Erwachsener. Sonderpädagogik 7. Stuttgart: Klett 1975.
7. Frey, K.: Theorien des Curriculums. Weinheim: Beltz 1971.
8. Herrmann, M., Laaf, H.: Pädagogische Besonderheiten beruflicher Erwachsenenbildung. Schriften zur Berufsbildungsforschung, Band 15. Hannover: Schroedel 1974.
9. Herrmann, W.: Computerunterstützte Ausbildung im Kontext des Medienverbundes bei der beruflichen Rehabilitation. In: Bericht über die Arbeitstagung der Deutschen Vereinigung für die Rehabilitation Behinderter e. V. in Bremen. Heidelberg: Selbstverlag der Deutschen Vereinigung für die Rehabilitation Behinderter 1975.
10. Hülsmann, S.: Die berufliche Rehabilitation behinderter Jugendlicher — eine öffentliche Aufgabe. Berufsbildung in Wissenschaft und Praxis. Hannover: Schroedel 1975.
11. Jochheim, K. A., Scholz, J. F. (Hrsg.): Rehabilitation. Band 1: Gesetzliche Grundlagen, Methoden und Maßnahmen. Stuttgart: Thieme 1975.
12. Mager, R. F., Beach, K. U., Kursentwicklung für die Berufsausbildung. Weinheim: Beltz 1972. Mager, R. F.: Lernziele und programmierter Unterricht. Weinheim: Beltz 1971.
13. Mertens, D.: Schlüsselqualifikationen. Thesen zur Schulung für eine moderne Gesellschaft. In: Mitteilungen aus der Arbeitsmarkt- und Berufsforschung. Stuttgart: Kohlhammer 1974.
14. Röhrs, H.: Allgemeine Erziehungswissenschaft. Weinheim: Beltz 1970.
15. Schulz, W., Tilch, H.: Qualifizierung von Ausbildern zu Pädagogen? Schriften zur Berufsbildungsforschung, Band 29. Hannover: Schroedel 1975.
16. Stadler, H.: Zum pädagogischen Selbstverständnis von Sonderschullehrern. Heidelberg: Schindele 1975.
17. Stiftung Rehabilitation (Hrsg.): Auf dem Weg zur umfassenden Rehabilitation. Heidelberger Schriftenreihe zur Rehabilitation, Band 3. Heidelberg 1974.
18. Stoss, F.: Überlegungen zur Auswahl des Ausbildungsangebotes in Berufsbildungswerken für behinderte Jugendliche. Die Rehabilitation **15,** 27 – 38 (1976).
19. Thimm, W.(Hrsg.): Soziologie der Behinderten. Neuburgweier/Karlsruhe 1974.
20. Travers, R. W. W.: Einführung in die erziehungswissenschaftliche Forschung. München: Oldenburg 1972.
21. Vetter, K. F.: Zwölf Jahre Arbeitslehre-Diskussion. Welchen Beitrag leistete die Sonderpädagogik? Z. f. Heilpädagogik **27,** 370 – 379 (1976).
22. Zabeck, J.: Entwurf eines didaktischen Systems als Voraussetzung für die Entwicklung eines Programms der Curriculumforschung im Bereich der kaufmännischen Berufsausbildung. Schriften zur Berufsbildungsforschung. Band 6. Hannover: Schroedel 1973.

Rehabilitation und Technik

H.-J. Küppers

1. Einleitung

Technik in der Rehabilitation befaßt sich mit Rehabilitationshilfen, die der Körper- oder Sinnesbehinderte neben oder nach seiner medizinischen Rehabilitation benötigt, um in den verschiedenen Gesellschafts- und Lebensbereichen wieder eingegliedert werden zu können. Rehabilitation mit technischen Hilfsmitteln bedeutet, größtmögliche Selbständigkeit zu schaffen und damit Unabhängigkeit von fremder Hilfe soweit dies möglich ist.

Eine Technologie der Rehabilitation gibt es bisher noch kaum. Die Lehre vom Einsatz technischer Disziplinen in der Rehabilitation dringt nur zögernd in die Fach- und Hochschulen vor; der Ingenieur, der seine technischen Kenntnisse in den Dienst der Rehabilitation Behinderter stellt, ist weitgehend Autodidakt. Dennoch beginnt mit dem wachsenden Verständnis der Öffentlichkeit für die Probleme Behinderter das Bewußtsein für soziale Aufgaben auch in die Ingenieurwissenschaften vorzudringen.

Architekten und Bau-Ingenieure beginnen mancherorts behinderten- und altengerechtes Bauen zu planen; das Eindringen dieser Vorstellungen in die praktischen Realisierungen benötigt allerdings seine Zeit. Studenten an Fachhochschulen für Gestaltung bearbeiten in zunehmendem Maße Themen aus dem Bereich der technischen Rehabilitationshilfen. Universitätsinstitute befassen sich mit Forschungs- und Entwicklungsprojekten, die auf Probleme funktioneller Mängel von Behinderten gerichtet sind.

Im folgenden soll ein Überblick über die Vielschichtigkeit der Probleme dieses speziellen Bereiches der Technik gegeben werden.

Die Adressaten, um die es hier geht, seien wohlgemerkt von medizinischer und medizinisch-technischer Seite ausreichend versorgt, d. h. sie sind mit den notwendigen Prothesen, Herzschrittmachern oder Stützapparaten im Rahmen der medizinischen Rehabilitation ausgerüstet worden.

2. Systematik technischer Probleme in der Rehabilitation

Zur Systematisierung der auftretenden Probleme wäre die Betrachtung einer mehrdimensionalen Matrix notwendig. Hier sollen die wichtigsten Aspekt-Dimensionen (Koordinaten) genannt und kurz erläutert werden:

1. Behinderungsart und ihre Auswirkung
2. Einsatzbereiche
3. Umwelt
4. Realisierungsprozeß

2.1. Behinderungsart und ihre Auswirkung

Nahezu alle Behinderungsarten können zu technischen Problemstellungen Anlaß geben. Man könnte zu allen Funktionen, die in Abbildung 1 aufgeführt sind, eine Anzahl von technischen Fragestellungen aufreihen, die auftreten, wenn diese Funktionen aus medizinischen Gründen beeinträchtigt sind oder ausfallen.

In der Bundesrepublik gibt es etwa 2,2 Millionen Menschen mit Schädigungen der Wirbelsäule und der Gliedmaßen; dazu ca. 700 000 Sinnesgeschädigte, d. h. Hör-, Seh- und Sprachgeschädigte.

Körper	(Gleichgewicht) Koordination der Bewegungen Sprache Bewegung des Kopfes Bewegung der Hände, Finger Bewegung der Arme Bewegung der Beine Bewegung von Hüft- und Kniegelenken Funktion der Organe (Herz, Blut, Lunge, Niere etc.) Sitzen, Liegen, Stehen Körpergröße Körpergewicht
Sinne	Sehen Hören Gleichgewicht Fühlen (Riechen)
Sonstiges	Unabhängigkeit von Ort und Zeit (Behinderung durch Abhängigkeit von z. B. künstlicher Niere, Beatmungsgerät, bestimmten Rhythmen im Sanitärbereich etc.)

Abb. 1. Übersicht über Funktionen, deren Ausfall zu Behinderungen mit technischer Problematik führt

Der Grad der Behinderungsauswirkungen bewegt sich auf einer weiten Skala. Abbildung 2 soll schematisch darstellen, daß mit zunehmendem Grad der Behinderungsauswirkung die Häufigkeit des Auftretens abnimmt.
Bei einem großen Teil der in Frage kommenden Personen (Bereich A) sind die Behinderungsauswirkungen so gering, daß sie sich dadurch kaum behindert fühlen. Die untere Grenze dieses Bereiches geht fließend in den Bereich der „gesunden“ Bevölkerung über. Insbesondere altersbedingte Behinderungen wollen oft gar nicht als solche erkannt werden, sie tauchen in keiner Statistik auf und werden nur zögernd in das Bewußtsein der Öffentlichkeit übernommen (Beispiel: Grünphase bei Fußgängerampeln oft für alte Menschen zu kurz). In dieser Gruppe ist auch die psychologische Abneigung gegen technische Rehabilitationshilfen am größten. Die Benutzung eines Stockes bei Gehbehinderung scheint „behindert zu machen“.

Zum Bereich B der Verteilungspyramide (Abb. 2.) gehört die große Gruppe der „typischen“ Behinderten, derjenigen, die wohl oder übel akzeptiert haben, daß sie gehunfähig, blind oder gehörlos sind, die wissen, was sie vom Gesetzgeber und Kostenträger erwarten können und die auch ihre technischen Rehabilitationshilfen als Mittel zur Verbesserung der Lebensqualität ansehen.

Im Bereich C, der Spitze der Verteilungspyramide, sind jene Schwerst- und Mehrfachbehinderten einzuordnen, die wegen der Schwere ihrer Behinderungsauswirkungen besondere Probleme haben. Sei es, daß sie von medizinischer oder pflegerischer Betreuung abhängig, orts- oft sogar bettabhängig bleiben, starke Einschränkungen der Kommunikationsmöglichkeiten haben oder einfach durch die Vielzahl der entstehenden Probleme so „geschlagen“ werden, daß sie es

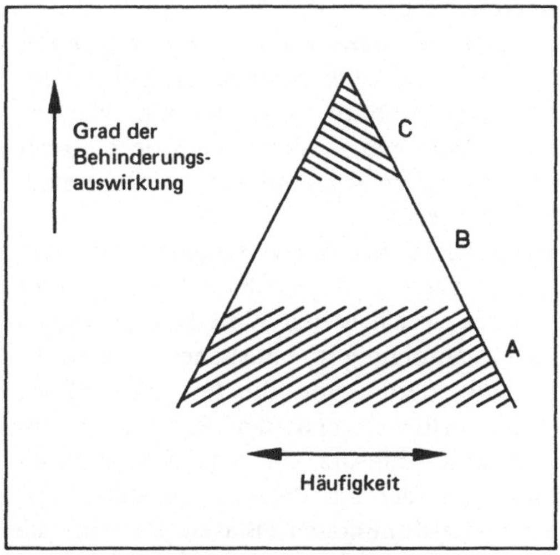

Abb. 2. Schematische Darstellung der Abhängigkeit des Grades einer Behinderungsauswirkung von der Häufigkeit ihres Auftretens

nur mit großer Mühe und meist auch nur mit fremder Hilfe schaffen können, an ihrer eigenen Rehabilitation zu arbeiten. Nur wenige dieser Gruppe schaffen es, einen Arbeitsplatz auszufüllen; vielen könnte man dies aber durch angepaßte Arbeitsplätze in unmittelbarer Nähe von Wohn- und Pflegebereich ermöglichen (Beispiele: „Pfennigparade" in München, geplantes Dienstleistungszentrum Schwerbehinderter in Heidelberg). Einem Teil dieser Gruppe wird die Ausfüllung eines Arbeitsplatzes trotzdem objektiv nicht möglich sein; deshalb wäre es unmenschlich, die Bereitschaft zu technischem Aufwand von diesem Kriterium abhängig zu machen.

2.2. Einsatzbereiche

Die zweite Koordinate der Problem-Matrix umfaßt die verschiedenen („aktiven") Lebensbereiche, in denen der Behinderte auf technische Rehabilitationshilfen angewiesen ist.

Im *Unterricht* und am *Arbeitsplatz* müssen technische Hilfen gewährleisten, daß Techniken wie Schreiben, Zeichnen, Telefonieren, Diktieren, Lesen, Umblättern etc. trotz Funktionseinschränkungen möglich sind. Werkzeuge und Geräte müssen bedienbar gemacht oder durch geeignete Alternativen ersetzt werden.

Im *häuslichen Bereich* muß die Bewältigung von Problemen der Haushaltsführung, der Unabhängigkeit im sanitären Bereich (Anziehen, Waschen, Toilette, Periode etc.) oft mit technischen Rehabilitationshilfen unterstützt werden.

Insbesondere für Schwerstbehinderte (Bereich C, vgl. 2.1.) haben hier die Engländer bewiesen, welch hohen Wert eine „relative" Verselbständigung im häuslichen Bereich für den Behinderten und die für seine Pflege Verantwortlichen bedeuten kann. Gemeint ist hier der Einsatz der sog. „Umweltkontrollgeräte" der Fa. Possum, bei denen geringste Restfunktionen (Blasen, Saugen, die geringe Bewegung eines Körperteils) ausgenutzt werden, um die Wechselsprechanlage zur Haustür einzuschalten, den automatischen Türöffner zu bedienen, Telefongespräche in Empfang zu nehmen, elektrische Geräte im Raum einzuschalten etc. Das bedeutet immerhin stundenweise eine gewisse Unabhängigkeit, das bedeutet für den pflegenden Partner, sorglos zum Einkaufen gehen zu können, und für den Behinderten selbst, in dieser Zeit nicht von der Welt abgeschnitten zu sein.

Ein wesentlicher Bereich sind die *Fortbewegung* und der *Transport* schwer gehbehinderter. Die Entwicklung von Rollstühlen und Fahrgeräten ist — vor allem was Sitzkomfort, Gewicht und Abmessungen angeht — sicher noch nicht abgeschlossen. Das verkehrssichere Führen von Kraftfahrzeugen ist vielen Gehbehinderten zur Selbstverständlichkeit geworden und kann durch Einsatz moderner Technologien sicher noch einem großen Kreis Schwerst-Behinderter ermöglicht werden. Als Beispiel sei die Entwicklung eines Kraftfahrzeuges für Ohnarmer genannt (Universität Heidelberg, Fa. BBC, Hilfswerk „Das behinderte Kind").

Unfähigkeit zur *Kommunikation* führt zur Isolierung des Sinnesgestörten. Technische Hilfen bei Stimmausfall, Lese- und Schreibhilfen für Blinde sollen diesen Mangel lindern helfen. Der geringste Entwicklungsaufwand wurde vermutlich bisher für die Gehörlosen getrieben.

Sport und *Freizeit* sind Bereiche, in denen der Körperbehinderte Möglichkeiten finden muß, einen Teil seiner durch die Funktionsausfälle bedingten Schwierigkeiten zu kompensieren. Technische Hilfen können manche Sportarten auch für Behinderte zugänglich machen z. B. Tischtennis und Bogenschießen für Tetraplegiker mit Hilfe spezieller Halterungen; elektroakustische Signalgeber können Blinden Wurfziele oder Spielfelder markieren.

Vielleicht werden die z. Z. auf den Markt kommenden, mikroprozessorbestückten „Fernsehspiele" für Schwerstbehinderte einen hohen „Freizeitwert" erhalten können, wenn man sie mit entsprechenden Bedienelementen versieht.

2.3. Umwelt

Diese Koordinate soll die mehr passiven Lebensbereiche beinhalten, also diejenigen, die der Behinderte vorfindet und die er nicht selbst beeinflussen kann.

Im *Bauwesen* ist z. B. der Rollstuhlfahrer auf breite Türen und ausreichend große Aufzüge angewiesen.

Im *Städtebau* möchte der Blinde Hindernisse in Kopfhöhe vermieden wissen, der Gehbehinderte in nächster Nähe von Fußgängerzonen parken dürfen.

Der Gehbehinderte braucht im öffentlichen *Verkehr* niedrige oder möglichst gar keine Stufen; der Gehörlose muß auf Bahnhöfen optische Verspätungshinweise vermissen, beim Rollstuhlfahrer herrscht z. Z. Unsicherheit, ob er auf Landstraßen links „Fußgänger" oder rechts „Fahrzeug" sein soll und wie er die vorgeschriebene Kennzeichnung mit aktiven Leuchten technisch zuverlässig realisieren soll.

In das Bewußtsein der *Gebrauchsgüterindustrie* ist noch kaum vorgedrungen, daß ein Großteil unserer Mitmenschen (mindestens schwach) behindert ist, vor allem durch Alter. Beispielhaft sind hier die Versuche der Schweden zu nennen, Geräte des täglichen Bedarfs auf ihre diesbezügliche Eignung zu prüfen. Dabei wird auf leicht bedienbare, griffige Schalter und Hebel oder große, auch für Sehbehinderte lesbare Schrift geachtet. Entsprechende Empfehlungen werden veröffentlicht oder in Form von Gestaltungsrichtlinien herausgegeben.

2.4. Verfügbarkeit

Mit „Verfügbarkeit" soll die letzte Koordinate der Problem-Matrix bezeichnet werden, wobei im weitesten Sinne alle Möglichkeiten der Realisierung „technischer Hilfen" gemeint sei.

Zunächst können die passiven Lebensbereiche (Umwelt) durch *Richtlinien, Normen* und *Vorschriften* beeinflußt werden. So wird die Durchsetzung von Baunormen sicher die Wohnsituation zu verbessern helfen; wenn die Bundesbahn die Einrichtung rollstuhlgerechter Toiletten auf den Bahnhöfen anordnet, kann das einen wesentlichen Beitrag zur Beweglichkeit und Ortsunabhängigkeit dieser Gruppe bedeuten. Gestaltungsrichtlinien können u. U. verhindern, daß schwerbedienbare Haushaltsgeräte zu Gefahrenquellen etwa für einen Rheumatiker werden.

Die Behinderungsauswirkungen der Gruppen A und B (Abb. 2.) treten noch so häufig auf, daß eine *industrielle Fertigung* für viele technische Hilfen wirtschaftlich ist. Rollstühle, Gehhilfen, einige Hilfen im Sanitärbereich werden industriell gefertigt. Eine Reihe von Geräten des normalen Marktes können sogar durch besondere Merkmale zu Hilfsmitteln werden, wenn sie einen Funktionsausfall kompensieren können (z. B. die elektrische Schreibmaschine für Behinderte mit eingeschränkten Kräften der Hände und Arme).

Auch Rehabilitationshilfen für kleinere Gruppen können ihren Hersteller ernähren, insbesondere, wenn es gelingt, mit einem konkurrenzlosen Gerät einen multinationalen Markt aufzubauen. Ein Musterbeispiel hierfür ist das Optacon, ein Lesegerät für Blinde, das den gedruckten Buchstaben in ein vergrößertes, vibrierendes Feld gleicher Form umwandelt.

Je weiter man in der Verteilungspyramide (Abb. 2.) in den Bereich C kommt, d. h. je komplexer die Funktionsausfälle werden, um so mehr sind *individuelle Anpassung und Herstellung* das einzige Mittel, um adäquate Rehabilitationshilfen geben zu können.

Wie in der Orthopädie-Technik jede Prothese einzeln angepaßt werden muß, so muß in vielen Fällen die Ausrüstung mit technischen Rehabilitationshilfen auf die individuellen Funktionsausfälle der Behinderten angepaßt und trainiert werden. Nur wenige Behinderte haben das Glück, im Rahmen ihrer medizinischen Rehabilitation in der Klinik oder der beruflichen Rehabilitation in einem Berufsförderungswerk für alle Lebensbereiche technisch ausreichend ausgestattet zu werden. Für die übrigen, die in die private Sphäre ihrer Familien, eines Pflege- oder Altenheimes zurückkehren, ist es schwierig, an

geeignete technische Rehabilitationshilfen heranzukommen.
Zwar übernehmen die orthopädietechnischen Werkstätten einen großen Teil auch der Versorgung mit technischen Hilfen, aber das ist bei weitem nicht ausreichend, um Rehabilitationstechnik als Teil der Orthopädie zu bezeichnen, damit würde man den gesamten Bereich der Hilfen für Sinnesgeschädigte ausklammern.
Deshalb müßten über solche Sonderwerkstätten und die ergotherapeutischen Abteilungen der Kliniken hinaus Beratungszentren für technische Hilfen zur Verfügung stehen, die sich ausschließlich dieser Aufgabe widmen.
Dem Berufsförderungswerk Heidelberg ist eine Forschungswerkstatt angegliedert, die sich der Ausrüstung der Rehabilitanden mit den für sie notwendigen technischen Rehabilitationshilfen annimmt. Nach Prüfung der Probleme wird an Hand einer Dokumentation ein Lösungsvorschlag zur Beschaffung einer käuflichen Hilfe oder Herstellung einer individuellen Hilfe in die Wege geleitet.
Ein nahezu ideales Beispiel ist Mary Marlborough Lodge in Oxford/England, wo jeder auch unabhängig von einem medizinischen oder beruflich-rehabilitativen Anlaß während eines stationären Aufenthaltes in der selbständigen Bewältigung der täglichen Probleme unterwiesen werden kann. Auch dieser Institution ist eine eigene Werkstatt angeschlossen, die individuelle Hilfen anfertigt, falls Probleme mit käuflichen Geräten nicht gelöst werden können.
Zur Verfügbarkeit technischer Problemlösungen gehört die *Dokumentation* und die darauf aufbauende *Beratung.* Ingenieure und Fachkräfte der Rehabilitation, d. h. Ärzte, Ergotherapeuten, Sozialberater, technische Berater der Arbeitsämter u. a. können nicht alle über die volle Palette der Möglichkeiten verfügen, die zur Lösung eines bestimmten Problems schon zur Verfügung steht. Neben allgemeinen Informationsveranstaltungen, Fortbildungsseminaren, schriftlicher Information, etwa in Form von „Lose-Blatt-Sammlungen", sollte ihnen der Zugriff zu einer zentralen Dokumentation über technische Hilfen und zu regional gestreuten Dokumentationseinrichtungen eröffnet werden.
Auch hierzu wieder einige Beispiele: Der Deutsche Paritätische Wohlfahrtsverband hat für den Raum Stuttgart einen fahrbaren technischen Dienst eingerichtet. Fachkräfte mit entsprechenden Kenntnissen können mit einem Sonderfahrzeug, das Dokumentationsmaterial und eine kleine Werkstatt enthält, zum Behinderten fahren und an Ort und Stelle seine Probleme mit ihm diskutieren.
In Paris, London und Stockholm gibt es Einrichtungen, die über eigene Ausstellungsräume zur Demonstration technischer Hilfen verfügen, wo am Objekt der Einsatz der Geräte vorgeführt und geübt werden kann. Alle haben eigene Dokumentationsstellen und werden für die Lösung von technischen Problemen beratend in Anspruch genommen. Das Handikappinstitutet (Stockholm) hat sogar einen Telefon-Service für die schnelle Beantwortung von Fragen eingerichtet. Bei der Stiftung Rehabilitation in Heidelberg versucht man, eine umfangreiche Sammlung über technische Geräte auf Mikrofilm zu übernehmen und mit Hilfe einer Computer-Datenbank den Zugriff zu vereinfachen.

Schließlich sind *Forschung und Entwicklung* unabdingbare Voraussetzung für die „Verfügbarkeit" qualitativ hochwertiger technischer Rehabilitationshilfen. Grundlagenuntersuchungen zur ergonomischen Evaluation von Rollstuhlantrieben, zur Optimierung taktiler Informationsübermittlung bei Blinden oder zur elektronischen Phonemumwandlung in sichtbare Zeichen für Gehörlose sind Beispiele für die Vielfalt der Aufgaben.

3. Schlußbetrachtung

Der Ausfall von motorischen, sensorischen und intellektuellen Funktionen führt zu Behinderungen, die nicht nur medizinische und soziale sondern auch technische Probleme aufwerfen können. Ingenieurwissenschaften und Industrie, technisch-therapeutische Fachkräfte und das Gesundheitswesen müssen sich dieser Probleme bewußt sein. Eine behindertengerechte Gestaltung der Einrichtungen des normalen Lebens und von Gegenständen des Konsums kann die Situation für viele Betroffene verbessern. Die Erforschung von Problemlösungen und die anschließende industrielle Realisierung ist für alle Behinderten-Gruppen von größter Bedeutung. Schließlich ist eine große Zahl von Schwerst- und Mehrfachbehinderten auf nahezu individuelle technische Ausrüstung angewiesen. Sie zur Verfügung zu stellen wird Aufgabe eines Netzes von Fachwerkstätten sein, an die sich der Behinderte mit seinem Problem wenden kann.

Ziel aller dieser Maßnahmen muß es sein, alle Möglichkeiten auszuschöpfen, die eine technisierte Gesellschaft zu bieten hat, um dem Behinderten größtmögliche Selbständigkeit und weitestgehenden Ersatz seiner Funktionsausfälle zu geben.

Rehabilitation und Informatik

W. Augsburger

Einleitung

Um das Ziel, die Mittel für die Rehabilitation und die Prävention noch wirksamer einzusetzen und mit gleichem Aufwand noch mehr zu leisten, verwirklichen zu können, müssen langfristig die Entscheidungsprozesse zur Festlegung von Rehabilitationsleistungen oder Maßnahmen zur Verhinderung des Ereignisses Behinderung in ein zielorientiertes gesteuertes Rehabilitationssystem übergeführt werden. Dies kann erreicht werden durch gezieltere Verteilung von Rehabilitationsleistungen nach Bedarfskriterien und auf der Grundlage verfügbarer Informationen über Istzustände, Trends und Konsequenzen von Entscheidungen.
Die Rehabilitation muß als *Einheit* begriffen werden [6].
Die Nutzbarmachung der Informatik in der Rehabilitation für dieses Ziel bedeutet eine neue Stufe und Form der sachlichen Koordinierung des Handelns der beteiligten Rehabilitationsträger und Institutionen. Die integrierende Wirkung der Nutzung der Informatik beruht auf den notwendigen Voraussetzungen für den Einsatz der maschinellen Datenverarbeitung

— die Handlungsziele präzise zu formulieren
— die Abläufe und Vorgänge der Rehabilitation und der beteiligten Rehabilitationsträger und Institutionen sowie ihre Aufgaben, Teilziele, Befugnisse und Entscheidungsprozesse zu dokumentieren und die Informationsprozesse abzubilden
— das Zustandekommen und das Wirkungsgefüge verschiedener Rehabilitationsvorgänge und Leistungen in Modellen abzubilden
— Datenbanken über rehabilitationsspezifische Informationen und Modelle über Rehabilitationsprozesse so aufzubauen, daß sie als Informationsquellen über Istzustände dienen und für die Planung und Steuerung von Rehabilitationsmaßnahmen eingesetzt werden können.

Gelingt es stufenweise diese Voraussetzungen für die Anwendung der Informatik auf der Grundlage einheitlicher Zielsetzungen und Entscheidungskriterien für das Gesamtsystem Rehabilitation, als Verbund aller Teilsysteme, zu schaffen, können mit Hilfe der Analyse empirischer Daten und Modellsimulationen den beteiligten Entscheidungsträgern in hohem Maße sachliche Informationen als Entscheidungsunterlagen bereitgestellt werden.
Dazu bedarf es noch der Festlegung der möglichen Alternativen der Handlungen, der Zustände der Teilsysteme und der Folgen der Handlungen sowie der Entscheidungssituationen, -objekte, -träger und -regeln.

Mit dieser Versachlichung der Entscheidungsprozesse trägt die Informatik als ein Instrument unter vielen wesentlich zur Erreichung folgender Ziele bei:

— das System der Rehabilitation besser zu steuern
— die Diskussion von Problemfeldern zu versachlichen
— Schwerpunktprogramme und zukünftige Entwicklungen in der Rehabilitation rechtzeitig zu erkennen
— gezielte Maßnahmen für die Prävention und Gesundheitsvorsorge einzuleiten

und damit letztlich

— die Stabilisierung des Systems der sozialen Sicherheit zu fördern und
— leistungsfähigere und gerechtere Rehabilitation zu betreiben.

Die Informatik soll uns helfen, unsere physikalische und gesellschaftliche Welt besser in den Griff zu bekommen.
Das dabei entstehende Unbehagen an der Technisierung soll nicht nur unser Verantwortungsgefühl verstärken, sondern uns darauf hinweisen, daß die einseitige Ausrichtung unseres Handelns auf die technische Bewältigung der Aufgaben zu einem Sinnverlust unseres Daseins führen kann.

Die geistige Unabhängigkeit und die Beschäftigung mit kulturellen Gütern unseres Denkens und Empfindens muß uns als psychischer Ausgleich zu unserer formal wissenschaftlichen Denkweise erhalten bleiben.

1. Gesellschaftspolitische Überlegungen

1.1. Informatik und Gesellschaft

1.1.1. Die Verantwortung des Informatikers
Unter allen technischen Entwicklungen der letzten Jahre haben die Elektronik und die elektronisch gesteuerten Automaten eine Schlüsselrolle eingenommen.
Da die Informatik sich mit der Theorie und der Anwendung von elektronischen Automaten befaßt, stellt sich für den Informatiker die Frage nach seiner Verantwortung für seine Tätigkeit.
Die *Auswirkungen* der Technik — einschließlich der Informatik — auf die Gesellschaft und auf das Individuum oder die Innenwelt und Umwelt der menschlichen Lebensbereiche sind das Werk des Menschen. Die elektronischen Automaten oder Computer verändern auf grundsätzliche Weise den privaten und beruflichen Lebensraum des Menschen.
Die erste wesentliche Veränderung bewirkte der Einsatz mechanischer Automaten im 19. Jahrhundert. *‚Mechanische Arbeit'* wurde vom Menschen auf Automaten übertragen.

Die zweite wesentliche Veränderung erfolgte mit dem Einsatz von elektronischen Automaten. Hier wurde erstmals *‚geistige Arbeit'* auf Automaten übertragen. Diese erleichtern ihm seine Aufgaben durchzuführen, aber sie erhöhen auch die Wirkungen ihres Mißbrauchs. Der Informatiker muß sich fragen, wohin der Weg führen wird, wenn dieser an Qualität und Umfang zunimmt.

Die Informatik liefert *‚Werkzeuge'* und *‚Methoden'*, um gesetzte Ziele zu verfolgen oder Probleme zu bewältigen. Die Werkzeuge und Methoden sind ursächlich wertfrei. Ob sie nützlich oder schädlich für die Gesellschaft oder den Menschen sind, hängt davon ab, welche Ziele man bei ihrem Einsatz anstrebt und welches Eigenleben die Instrumente entwickeln.
Diesen Spielraum der verschiedenartigen Nutzung und Wirkung der Informatikinstrumente spekulativ abzuschätzen, gehört zur Verantwortung des Informatikers. Dies ist häufig schwierig, insbesondere im Bereich der künstlichen Intelligenz (artifical intelligence).
Aufgrund seiner sachlogischen Überlegungen und seines Urteilvermögens muß der Informatiker wenigstens versuchen, die möglichen Auswirkungen der Nutzung seiner Instrumente abzuchätzen und die damit verfolgten Ziele zu bewerten.
Die Auswahl des richtigen Filters, mit dem er die wesentlichen Strukturen und Eigenschaften eines Tatbestandes im Hinblick auf eine Hypothese betrachtet, hängt ab von seiner Intuition, seinem Erfahrungsschatz und der von ihm vorgegebenen Zielsetzung seines Handelns. Erkennen von möglichen zukünftigen Gefahren wird aber die allgemeine technische Weiterentwicklung nicht aufhalten.
Welche Möglichkeit besitzt dann der Informatiker, aus seinen Bedenken über die möglichen Folgen des Einsatzes von Informatikinstrumenten und der Ergebnisse seiner Entwicklungen Maßnahmen zur Verhinde-

rung von Gefahren zu treffen? Wie kann er gesellschaftlich wirksam werden?

Da die technische Weiterentwicklung fortschreitet, bleibt ihm der Weg und die Verpflichtung, den Dialog mit Fachkollegen über seine Bedenken aufzugreifen und in geeigneter und verständlicher Form die möglichen Gefahren einer breiten Öffentlichkeit zugänglich und bewußt zu machen.

Außerdem kann er in Verbänden, Forschungszentren und Modelleinrichtungen selbst organisatorisch oder planend an der Verhütung von Mißbrauch mitwirken und auf die Gefahren aufmerksam machen.

Der Informatiker besitzt aber auch die Möglichkeit, durch vorbeugende technische Maßnahmen seine Instrumente vor dem Mißbrauch zu schützen, wie die Beispiele des Datenschutzes und die Vergabe von Zugriffsberechtigungen im Datenbanksystem EXIS (vgl. Abschnitt 3.1.3.) zeigen.

Die Bereitstellung rechnergestützter Anwendungspakete, z. B. Hilfsprozessoren zur halbautomatischen Entwicklung von Problemlösungen oder zur Aufbereitung von Texten (vgl. Blindendruck Abschnitt 3.3.), muß die menschenwürdige Gestaltung des Arbeitsplatzes ebenso beachten wie die Erhaltung eines persönlichen Verhaltensspielraumes des Benutzers.

Die Verantwortung des Informatikers fordert deshalb von ihm die folgenden wichtigen Ausprägungen:

— Eine breite Allgemeinbildung, Fachkenntnis und Urteilsvermögen, um naturwissenschaftliche Erkenntnisse über sein Fachgebiet hinaus und ihre Auswirkungsmöglichkeiten — oder Sachzwänge erkennen und der Gesellschaft zum Verständnis bringen zu können.

— Reflexion über seine Arbeit und Analyse von Alternativlösungen im Hinblick auf ihre möglichen Folgen für die Gesellschaft, die Qualität der beruflichen und privaten Lebenssphäre und der gesellschaftlichen Wertsysteme.

— Darstellung der Geltungsbereiche und der subjektiven Bewertung seiner Aussagen in interdisziplinären Fachteams und der Öffentlichkeit, in verständlicher Sprache, schriftlich oder mündlich, mit dem Ziel, Gefahren, Prioritäten und Bewertungsmaßstäbe bewußt zu machen.

— Bewußter Verzicht auf eine vollständige Beschreibung soziokultureller und gesellschaftlicher Wirklichkeiten mit technischen und formalwissenschaftlichen Gebilden und Betonung eines kulturellen und persönlichen Freiraums menschlicher Erfahrungs- und Entscheidungswelt, der sich einer informationstheoretischen algorithmischen Darstellung entzieht.

— Ständiges Bemühen, eine Brücke zwischen der menschlichen Erfahrungs- und Empfindungswelt und den formalen Modellen zu bilden und abgebildete Wirklichkeitsbezüge mit Tradition und Zeitgeist zu verbinden, um eine zunehmende Problematisierung und Entfremdung zwischen unserer menschlichen Erfahrungswelt und der technischen, zeichenstrukturierten Welt zu vermeiden.

1.1.2. Die Bedeutung der Informatik für die Gesellschaft

Die Kenntnisse über Sachverhalte und Wirkungsgefüge in Wissenschaft, Verwaltung und Industrie nehmen ständig zu. Dies hat zur Folge:

— Die Verarbeitung, Erfassung, Verdichtung und Auswertung der zunehmenden Informationsflut kann heute nur noch mit Automaten zeit- und kostengünstig bewältigt werden.

— Der zunehmende Wissensstand über Abhängigkeit von Organisationseinheiten und Verhalten von Wirklichkeitsmodellen führt zu höheren Komplexitätsgraden von Geschehnissen und Kenntnissen über Wirkungsgefüge, die nur noch mit Hilfe von Daten und Informationsstrukturen über die Abläufe und das Verhalten von Systemen, Merkmalsträgern und Zuständen beschrieben werden können. Die dazu notwendigen Instrumente sind Computer.

— Die Steuerung von realen Prozessen mit Hilfe abgebildeter Informationssysteme und Modellen gelingt nur mit dem Einsatz elektronischer Automaten. Die Abbildung komplexer Prozesse dient, sofern sie nicht rein wissenschaftliche Prozesse beschreiben, in der Regel einem Zwecksystem. Seine Ziele zu akzeptieren, erfordert vom Informatiker Urteilsbildung.

— Der indirekte Wahrnehmungsbereich unserer Erfahrungswelt mit Hilfsinstrumenten wächst und führt zu neuen Erkenntnissen in allen Bereichen. Sie können nur noch mit Informations- oder Datenbank-Systemen verwaltet und verfügbar gemacht werden.

— Die Übertragung von *geistiger Arbeit* auf Automaten führt dazu, daß Computer wichtige Prozesse in unserer Gesellschaft beispielsweise in

Wirtschaft, Verkehr, Umweltgestaltung, Verwaltung, Medizin u. a.

steuern und dabei vorgedachte Entscheidungen treffen, die ohne diese Automaten nicht mehr vom Menschen während eines Prozeßablaufes geleistet werden können. Damit entsteht für die Gesellschaft ein Abhängigkeitsverhältnis von den Automaten, ihren Bedienern oder Besitzern, die über den Zweck ihres Einsatzes verfügen. Ohne Computer kann die Ordnung und Leistung unseres Gesellschaftssystems nicht erhalten werden.
Dies ist das Unbehagen am Computer und verpflichtet den Informatiker zu verantwortungsbewußtem Handeln.

— Der Entscheidungsspielraum des Menschen wird durch Übertragung von geistiger Arbeit oder von Entscheidungsprozessen auf Automaten verändert. Gleichzeitig steigt der Kenntnisstand über Abhängigkeiten und Verhalten von realen Systemen an, so daß ständig neue Strukturen erkannt werden.

Der Entscheidungsspielraum und das Einsatzfeld der Informatik verlagern sich dabei immer mehr auch auf nicht-technische Bereiche. Dabei gewinnen die Entscheidungen größere Bedeutungen und breitere Auswirkungen auf das Individuum und die Gesellschaft. Die sozialen Prozesse und die Entscheidungskriterien werden transparenter und versachlicht und die menschlichen Entscheidungsprozesse reduzieren sich auf subjektive Wertsetzungen.
Die Informatikinstrumente kann man als eine qualitativ neue Stufe im System der künstlichen Organe betrachten, die der Mensch zwischen sich und seine natürliche Umwelt zur Bewältigung seiner Probleme setzt.
Gleichzeitig bieten die entwickelten Instrumente Einsatzmöglichkeiten, die über die ursprünglichen Absichten hinausgehen. Der schnelle Zugriff auf Datenbanken durch ausgewählte Personen erlaubt ihnen, durch gezielte Steuerung von sozialen Prozessen, Energien einzusparen oder freizusetzen. Deshalb ist eine sorgfältige Kontrolle der Nutzung von maschinellen Automaten durch entsprechende organisatorische Maßnahmen notwendig. Die Komplexität der Informatikinstrumente führt außerdem dazu, daß der Mensch das Verhalten und die Auswirkungen des Einsatzes dieser Instrumente, Systeme zwischen sich und seiner Umwelt, nicht mehr überblicken und zielgerichtet steuern kann. Da er gleichzeitig sein gesellschaftliches Verhalten und seine Lebensgestaltung auf die Leistung dieser Instrumente so eingerichtet hat, daß er ohne sie Lebensqualität nicht erhalten kann, kommt er in ein Abhängigkeitsverhältnis zu seiner künstlich geschaffenen Welt oder der Personen, die sie bedienen.
Fallen die Tatsachen zusammen

— Verzicht auf Instrumente oder Automaten nicht möglich
— Steuerung, wegen der Komplexität des Automatenverhaltens, nicht mehr zielgerichtet möglich,

dann kommt es zu Konfliktsituationen oder Schäden.
Viele Institutionen bedienen sich heute in zunehmendem Maße solcher Hilfsinstrumente. Die Nutzung der maschinellen Datenverarbeitung und ihre Integration in Pro-

duktionsprozesse oder Dienstleistungssysteme ist unauffällig gewachsen.
Wären die eingesetzten Automaten plötzlich nicht mehr verfügbar, z. B. durch einen Streik der Operatoren — Bediener der Anlagen — so würde dies in vielen Großbetrieben, Institutionen und Behörden zu schwerwiegenden Störungen oder Schäden führen. Eine Umstellung auf manuellen Betrieb oder Steuerung der Prozesse wäre kurzfristig nicht mehr möglich. Einige Prozesse könnten wahrscheinlich ohne Computer prinzipiell nicht ablaufen.
Die Verfolgung öffentlicher Ziele oder Aufgaben und die Bewältigung von Problemen mit hohen Prioritäten, z. B.

Umweltverschmutzung
Humanere Arbeitswelt
Energiereserven
Beschäftigungsgrad
Soziale Sicherung
Medizinische Versorgung
Verfügbarkeit von Informationen
Rehabilitationsmaßnahmen

gelingt nur noch mit der Nutzung der elektronischen Datenverarbeitung. Wie stark die Gesellschaft von Automaten abhängig wird und die Technik sich entwickelt — man denke an die rasche Entwicklung elektronischer Bausteine oder Quarzuhren ohne mechanisch bewegte Teile mit höherer Leistung oder den wachsenden Einsatz von Mikroprozessoren, z. B. in der Verkehrsregelung — bedarf einer sorgfältigen Beobachtung.

1.2. Informatik im Dienste der Rehabilitation

1.2.1. Gründe für die Nutzung der Informatik
Da die Maßnahmen der Rehabilitation ihren Wirkungsbereich vorwiegend im menschlichen Umfeld besitzen, ist sie stärker auf die Nutzung der Informatikinstrumente angewiesen als etwa ein Produktionsbetrieb.

In der Rehabilitation müssen für Rehabilitationsprozesse schnell Informationen für gezielte individuelle Hilfeleistung und zur optimalen Gestaltung von Prozessen oder für Entscheidungen bereitgestellt werden. Die schnelle Verfügbarkeit von Informationen gelingt nur mit Computern.
Fehlleistungen, zu spät getroffene Entscheidungen, oder verspätete Hilfe kann im menschlichen Bereich zu irreversiblen Schäden für den einzelnen Menschen führen.

Humanitäre Zielsetzungen der beruflichen und sozialen Wiedereingliederung und die medizinische Versorgung besitzen hierbei einen höheren Stellenwert als nur wirtschaftliche Gesichtspunkte.
Es hat sich gezeigt, daß die Ausdehnung des menschlichen Wissens und die Ergebnisse wissenschaftlicher Forschung und technischer Entwicklungen für die Gestaltung unserer materiellen und gesellschaftlichen Existenz ihren stärksten Wirkungsbereich in den exakt erforschbaren Bereichen gefunden haben.

Die Verwirklichung gesellschaftlicher Ziele muß aber den sozialen Problemen Vorrang gewähren, die nicht vornehmlich zu den exakt erforschbaren Bereichen gehören, wie z. B. humanere Umwelt, soziale Sicherheit, Umweltverschmutzung, Arbeitsplatzsicherheit, individuelle Arbeitsplatz- und Freizeitgestaltung und Rehabilitation.

Eine vollständige Beschreibung solcher Sachverhalte, d. h. von Gegenständen und Vorgängen in diesen Bereichen, entzieht sich einer deskriptiven und operativen Darstellung in einer syntaktischen Zeichenwelt. Viele Eigenschaften soziologischer Systeme werden nur in menschlichen Verhaltensweisen sichtbar, deren Entstehungsprozesse nicht algorithmierbar sind. Trotzdem bleibt auch in der Rehabilitation noch viel Entwicklungsspielraum für die Informatik.

Die verschiedenen Aspekte der Rehabilitation werden in multidisziplinärer Arbeit der verschiedenen Forschungsbereiche in Einklang gebracht. In diesem Kreis der verschiedenen Fachbereiche wird die Bedeutung der Informatik als Hilfswissenschaft für die *nichtmathematisch* orientierten Disziplinen sorgfältig im Auge zu behalten sein. Damit gewinnt die Informatik wiederum mittelbar über andere Disziplinen Bedeutung für die Rehabilitation.

Der Informatiker ist sich bewußt, daß sich mit seinen Hilfsinstrumenten viele soziale Probleme zwar nicht lösen lassen, aber vielleicht entschärft werden können. Da er von der Natur seiner Forschungsgegenstände gewöhnt ist, in Abläufen zu denken, betrachtet er alle Vorgänge als Prozesse, in denen Informationen umgesetzt werden.

Prozesse durchsichtig zu gestalten und daraus Nutzen zu ziehen ist die Chance, die die Informatik den Anwendern bietet. Die Informatik einzusetzen ist deshalb keine Frage der Wirtschaftlichkeit allein, sondern vielmehr eine Frage der Vernunft.

Neben diesen übergeordneten Gesichtspunkten spielt die Informatik in der Rehabilitation eine weitere wichtige Rolle. Ausgangspunkt der Überlegung sind die berufliche Rehabilitation und die Erfahrungen des Computereinsatzes als Hilfsinstrument im Unterricht.

1.2.2. Computereinsatz in der schulischen und beruflichen Rehabilitation

Seit mehreren Jahren gehört die computerunterstützte Ausbildung (CUA) zur täglichen Praxis in der schulischen und beruflichen Rehabilitation. Mit ihr wurden im ersten pragmatischen Ansatz Übungsprogramme entwickelt, die das Einüben von Fertigkeiten, Überprüfen des Erlernten und die Individualisierung des Lernprozesses verstärken sollten [1, 3, 4, 5]. Ziel dieser Bemühungen war die qualitative Verbesserung der beruflichen Bildung erwachsener Behinderter.

Mit dem Computer können mit Hilfe von Simulationsmodellen und Datenbanken neuartige Lernziele leichter verwirklicht werden. Von wesentlicher und zukünftiger Bedeutung scheint dem Autor die Vermittlung von Arbeitstechniken, die Schulung von Problemlöseverhalten und die distanzierte emotionsfreie Betrachtung von Zusammenhängen, in die der Lernende unmittelbar selbst verflochten ist. Damit ist gemeint, dem Behinderten, sofern er darin noch keine Übung besitzt, eine möglichst objektive Betrachtung über sich selbst, als Teil eines Gesellschaftssystems oder sozialen Prozesses bewußt zu machen.

Diesem Ziel näher zu kommen, will die *angewandte Informatik* dienlich sein. Dazu können Simulationen und Spiele, mit mehreren Teilnehmern gemeinsam, zur Beobachtung gruppendynamischer Prozesse eingesetzt werden.

Der Mensch soll dabei die Informationsinstrumente eben nicht nur als Hilfsinstrumente zu seinem Zwecke nutzen, sondern bewußt sich selbst in einen Prozeß einzufügen lernen, indem er eine nicht ersetzbare Funktion und Aufgabe wahrnimmt.

Der Rehabilitand soll, um es nochmals anders auszudrücken, sich seiner Funktion als Bestandteil und Wertender in einem komplexen übergeordneten System und der Tragweite und Möglichkeiten eigener Entscheidungen bewußt werden.

Diese nichtfachlichen Lernziele können allein mit vertretbarem Aufwand mit den Informatikinstrumenten vermittelt werden. Hiermit kann eine berufliche und soziale Anpassungsfähigkeit erworben werden und die qualifizierte Vorbereitung des Behinderten an die sich ständig verändernden Bedingungen im Berufsleben erfolgen. Die gezielte Ausprägung dieser geistigen Beweglichkeit und Anpassungsfähigkeit ist auch für sein nichtberufliches Umfeld bedeutend. Die methodischen Instrumente der Informatik haben bei dieser Aufgabe einen wesentlichen Anteil.

Im Bereich der CUA ergibt sich noch ein zweiter Aspekt. Die maschinelle Datenverarbeitung ist heute fester Bestandteil in Wirtschaft, Industrie und Verwaltung. Der Einsatz von Softwarepaketen, Datenbanksystemen und das Arbeiten im Dialog an Datenendstationen gehören zunehmend zu den Tätigkeitsmerkmalen vieler Berufsbilder (z. B. im Bankwesen, in der Verwaltung, im Verkehrswesen etc.).

In der schulischen und beruflichen Bildung Behinderter muß diesem Gesichtspunkt gebührend Rechnung getragen werden. Deshalb benötigt ein modernes Ausbildungssystem die technischen Instrumentarien, um die Simulation der Berufswirklichkeit zum Bestandteil der Ausbildung werden lassen zu können, d. h. Lernplatz gleich Arbeitsplatz.

Bei der Entwicklung von CUA-Instrumenten und der Bereitstellung oder Anpassung spezieller Softwarepakete für die Ausbildung müssen deshalb

dem technischen Fortschritt und
den sich abzeichnenden Veränderungen der Aufgabenprofile und Einsatzformen der Datenverarbeitung

ständige Aufmerksamkeit gewidmet und entsprechend Rechnung getragen werden.

Einige Symptome und Probleme, die die Lernziele der schulischen und der beruflichen Rehabilitation mitbestimmen sind heute bereits erkennbar:

— Zunehmende Nutzung von
Datenbanksystemen
Kommunikationssystemen
Datenendstationen (Blattschreiber, Bildschirme)
generativen Systemen (rechnerunterstützte Erzeugung von Problemlösungen)
— Kombination von Zentralisierung der Datenverarbeitung und Bereitstellung dezentraler Computerleistung
— Trend zu Verbundsystemen und Datenfernverarbeitung
— Wachsender Anteil von Kleinrechner und Mikroprozessoren
— Sinkende Hardwarekosten und steigende Software- und Beratungskosten
— Verlagerung von Computerleistung an den Arbeitsplatz und gleichzeitige Übertragung bisheriger Aufgaben der Anwendungsprogrammierung auf den Anwender mit Hilfe von rechnerunterstützten Systemen
— Engpässe in der Anwendungsprogrammierung durch wachsenden Änderungs- und Pflegedienst veralteter Programme
— Verständigungsprobleme zwischen DV-Abteilung und Fachdiensten
— steigende und veränderte Anforderungen an DV-Fachleute
— Ausweitung des DV-Einsatzes auf nicht exakte Wissensbereiche

Diese Symptome geben Anregungen, um neue Berufsbilder oder Modifikationen bestehender Berufe zu erschließen oder zu entwickeln. Die Medizin, Verwaltung oder Psychologie liefern weitere Argumente für die Nutzung der Informatik in der Rehabilitation [131].

2. Instrumente der Informatik

2.1. Methoden und maschinelle Instrumente

2.1.1. Modellbildung

Die Instrumente der angewandten Informatik können in zwei Klassen geteilt werden:

1. Maschinelle Instrumente
2. Methodische Instrumente

1. Maschinelle Instrumente

Dazu gehören alle technischen Einrichtungen eines Computers, die Betriebssysteme und Anwendungsprogramme. Sie werden eingesetzt:

— zur Abspeicherung von Informationen
— zur schnelleren Verarbeitung von Daten oder Datenmengen
— zum schnelleren, breiteren und gezielten Zugriff auf Informationen in Informationssystemen
— zur Simulation von Prozessen mit Hilfe von Modellen

Diese Instrumente bieten Entscheidungsträgern und Organen die Möglichkeit statistische Ergebnisse oder Simulationsergebnisse als Entscheidungshilfen schnell verfügbar zu haben und einen schnellen Überblick über abgebildete Sachverhalte und Vorgänge zu gewinnen.

2. Methodische Instrumente

Dazu gehören Darstellungsformen von Sachverhalten, Modellbildung, Systementwurf, Programmiermethoden, Analyse- und Planungsverfahren und Prozeßsimulationen. Sie dienen:

— zur Beschreibung und Aufbereitung von Problemen und Prozessen aus Anwendungsbereichen der Informatik
— zur Erschließung neuer Anwendungsmöglichkeiten
— zur korrekten Formulierung von Hypothesen, Algorithmen und Datenstrukturen und zu ihrer Überprüfung
— zum Aufbau von Kommunikationssystemen
— zur Verwirklichung von Prinzipien
— zum Auffinden von Datenstrukturen und Algorithmen zur Lösung von Anwendungsproblemen
— zur Entwicklung von Programmen, die vorgegebene Algorithmen darstellen.

Der Einsatz der Informatikinstrumente beider Klassen, zur Lösung von Problemen oder Beschreibung von Prozessen, erfordert die Abgrenzung und Strukturierung von Sachverhalten.
Voraussetzung für den Problemlösungsprozeß ist zunächst die Formulierung des Problems. Die Anwendungsprobleme der Informatik werden innerhalb von *Systemen* betrachtet.

Die Systeme besitzen häufig einen hohen Komplexitäts- und Unbestimmtheitsgrad, so daß es schwierig ist, vollständig ihre inneren Abhängigkeiten zu erkennen und durch Modelle zu beschreiben. Deshalb ist es ebenfalls schwierig, sie zielgerecht zu steuern oder neue Erkenntnisse über ihre Eigenschaften zu gewinnen.
Das Streben nach hinreichend genauer und detaillierter Systembeschreibung wird in der Informatik auf die Abbildung datenverarbeitender Algorithmen beschränkt.

Das Wirkungsgefüge von realen Systemen wird möglichst getreu durch Informationswandlungssysteme mit isomorpher Struktur, d. h. mit gleichem Wirkungsgefüge, beschrieben.
Die Betonung liegt dabei auf dem Prozeßcharakter der Systeme, wobei nicht nur Statik, sondern besonders die Veränderung der Prozeßeigenschaften interessiert. Die Eigenschaften, Anforderungen und Klassifizierungen von Modellen oder Systemen und die Entwicklung von Modellen zur Beschreibung und Analyse von Teilsystemen der realen Welt, die sich bekanntlich in Phasen vollzieht, sind in der Literatur hinreichend diskutiert und beschrieben worden [8, 19, 27, 28, 32].

Eine mögliche, grobe Gliederung der Entwicklung eines Modells, das das Verhalten eines Teilsystems beschreiben soll, besitzt folgende Phasen:

2.1.1.1. Formulierung von Hypothesen und eines vorläufigen Modells aufgrund des bisherigen Erfahrungsgutes.

2.1.1.2. Strukturierung des zu analysierenden Wirklichkeitsbereiches und Erhebung von Beobachtungs- und Meßdaten.

2.1.1.3. Analyse der erhobenen Daten und Überprüfung der vorläufigen Modellstruktur und Rückinterpretation der ermittelten Ergebnisse auf den realen Tatbestand und Vergleich der Übereinstimmung.

2.1.1.4. Anpassung des Modells und gegebenenfalls weitere Datenerhebungen, Überprüfungen und Anpassungen.

2.1.1.5. Einsatz des Modells zur Gewinnung neuer Erkenntnisse oder Steuerung des realen Systems.

2.1.1.6. Einsatz zur Modellverbesserung.

Wir wollen die Phase 2.1.1.3. näher beleuchten. Das Informationsmodell wird als formales System dargestellt. Es besteht die Frage nach der Güte eines formalen Modells. Wie gut stimmt das Modell mit dem Sachverhalt überein?
Betrachten wir zuerst das einfache statische Modell in Abb. 3. Vorgegeben ist ein ausgewählter Sachverhalt als Teilsystem oder reales System rS. Es soll einen festen Zustand bezüglich der untersuchten Eigenschaften für die Dauer der Anpassung des formalen Systems fS besitzen.
Als Beispiel betrachten wir das Teilnehmerverhalten der Rehabilitanden in der compu-

terunterstützten Ausbildung — CUA — [16]. Die wachsende Nutzung des Heidelberger CUA-Systems in der schulischen und beruflichen Rehabilitation führte zu Engpässen in der DV-Anlage und als Folge davon zu nicht mehr zumutbaren langen Antwortzeiten des Systems beim Dialog zwischen Rehabilitand und Maschine.

Es mußten deshalb Messungen und Veränderungen am System durchgeführt werden. Dies war im laufenden praktischen Betrieb wegen der nicht vermeidbaren Störungen — z. B. Systemzusammenbrüche, Löschen von Dateien oder Programmen — nicht möglich.

Deshalb wurde ein Modell für das Teilnehmerverhalten an den Datenstationen entwikkelt, um diesen realen Prozeß mit dem entwickelten Modell auf der DV-Anlage simulieren zu können. Das Modell wurde als Algorithmus abgebildet und in ein Programm übergeführt.

Während des Untersuchungszeitraumes sollten die Prozeßparameter konstant bleiben, d. h. das Teilnehmerverhalten der Rehabilitanden sollte sich in dieser Zeit nicht verändern. Das Modell heißt deshalb statisch.

Über die Beschaffenheit des realen Systems werden Daten erhoben und Zusammenhänge über die Datenmengen beschrieben. Sie werden mit $rE_1, \ldots, rE_K$ benannt ($r \triangleq$ real, $E \triangleq$ Eigenschaft).

In unserem Beispiel wurden die relevanten Objekte, Merkmale und Merkmalsausprägungen festgelegt (vgl. 2.1.2.) und die Daten durch automatische Messungen im realen

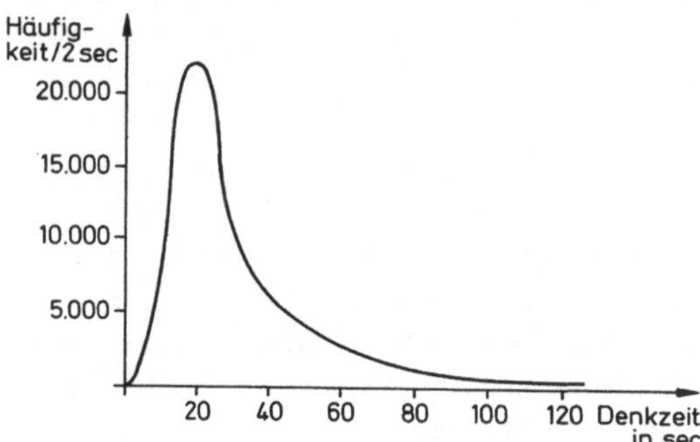

Abb. 1. Häufigkeit/Zeiteinheit in Abhängigkeit der Denkzeit

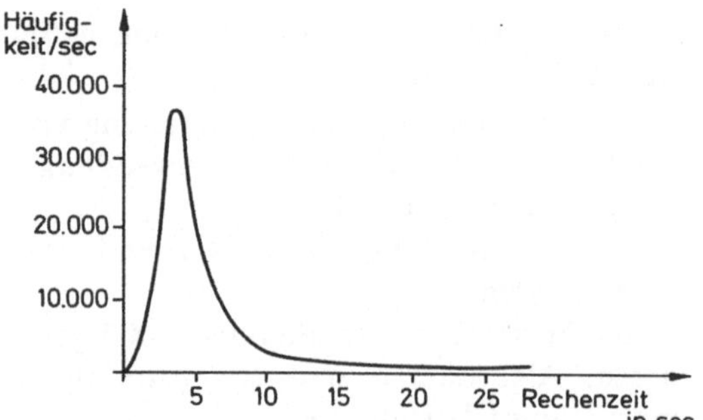

Abb. 2. Häufigkeit/Zeiteinheit der Rechenzeit

System mit Hilfe von Programmen erhoben und in Dateien abgespeichert.

Zu den aufgezeichneten Daten über die Eigenschaften des Teilnehmerverhaltens, die unser reales System rS beschreiben sollen, gehören unter anderem als Merkmale der Teilnehmer oder der Maschine:

rE_1 : ‚Denkzeit' = Zeitdauer von einer Computereingabe bis zur nächsten

rE_2 : ‚Rechenzeit' = Zeitbedarf des Rechners (Central Processor Unit — CPU) für die Verarbeitung einer Eingabe

rE_3 : ‚mittlere Ein-Ausgabe-Rate'

rE_4 : ‚Kanalbelastung'.

Eine Langzeitbeobachtung ergab die Häufigkeitsverteilungen für die Denkzeit, Abb. 1. und für die Rechenzeiten Abb. 2.

Die Verteilungsausprägung der Rechenzeit für das reale System wird mit rE_n bezeichnet.

Die Daten über das reale System werden den Zuständen und Eigenschaften $fE_1, \ldots, fE_k$ des formalen Modells mittels Parameterwerten oder Verteilungen zugeordnet. Dann werden mit Hilfe der Struktur des formalen Modells (Algorithmen) die Daten verarbeitet oder verdichtet und neue Daten gewonnen.

Das Verhalten eines einzelnen Teilnehmers wurde mit Hilfe eines Algorithmus simuliert, der periodisch von einem Zufallsgenerator gesteuert wurde. Der Zufallsgenerator wurde so eingestellt, daß er die Meßergebnisse in den A bbildungen 1 und 2 über das echte Teilnehmerverhalten möglichst getreu nachbildet.

Das Modell geht nun davon aus, das Verhalten von mehreren Teilnehmern durch den mehrfachen Aufruf des gleichen Programms zu beschreiben. Dieses Modell beschreibt das echte System — Teilnehmerverhalten — in guter Näherung, wie der Vergleich der Häufigkeitsverteilungen die für das reale System und für den Testbetrieb mit dem Simulationsprogramm zeigte [16].

Dies bedeutet, die im Testbetrieb gemessene Häufigkeitsverteilung der Rechenzeit fE_n stimmt hinreichend gut mit den Meßergebnissen rE_n — bei echtem Teilnehmerverhalten — überein.

Diese gewonnenen Ergebnisse beschreiben bei hinreichender Gültigkeit des formalen Modells Eigenschaften des realen Modells und erlauben damit Rückschlüsse auf das reale System. Stimmen die Interpretationen der Ergebnisse, z. B. fE_n, hinreichend mit den Eigenschaften des realen Systems, rE_n überein, so hat man unter Umständen neue Erkenntnisse gewonnen. Ist dies nicht der Fall, muß das formale Modell verbessert werden (Abb. 3). In unserem Beispiel führten die gewonnenen Erkenntnisse zur Reduzierung der Antwortzeiten.

Dynamische Systeme, d. h. Systeme mit Zustandsänderungen, können im Grenzfall statische Systeme als Sonderfall enthalten. Sie besitzen jedoch grundsätzlich weitere Möglichkeiten durch Überprüfung der Wirkung von Zustandsänderungen bei Prozessen.

Beobachtet man das Teilnehmerverhalten der Rehabilitanden über einen längeren Zeitraum, z. B. mehrere Monate, so zeigt sich, daß es sich verändert. Die Eigenschaften des realen Systems ändern sich. Das reale System rS geht während eines bestimmten Zeitraumes von einem Anfangszustand Z_1 in einen anderen Zustand Z_2 über.

Die erhobenen Daten über die Eigenschaften des realen Systems zum Zeitpunkt des Anfangszustandes Z_1 und zum Zeitpunkt des Zustandes Z_2 können benutzt werden, um das Modell um das Änderungsverhalten des realen Systems zu erweitern und zu prüfen. In der Regel benutzt man dazu Daten über das reale System zu vielen Zeitpunkten.

Das erweiterte Modell berücksichtigt den Verlauf der Veränderungen der Zustände, bzw. Eigenschaften, des realen Systems rS mit Hilfe entsprechender Änderungen der numerischen Werte von Parametergrößen in Funktionen oder Algorithmen.

Prüft man die Ergebnisse des Simulationsprogrammes — formales System fS — für die Rechenzeiten jeweils bei verschiedenen Zuständen Z_1 und Z_2 und findet wieder eine gute Näherung oder Übereinstimmung beim Vergleich mit den Meßwerten über das reale System rS, so wird das Modell akzeptiert.

Nun können mit Hilfe des formalen Systems zur Verbesserung der Antwortzeiten des Computers verschiedene Teilnehmerverhalten simuliert, neue oder veränderte Systemeigenschaften des Computers getestet und erprobt oder Planungen durchgeführt werden. Der echte Betrieb kann davon unberührt störungsfrei weiterlaufen.

Abbildung 4 zeigt die allgemeine Vorgehensweise zur Überprüfung von dynamischen Modellen. Sofern die Abbildungsfunktionen zwischen realem und formalem System hinreichende Qualität besitzen, kann die Güte des formalen Systems aus der Güte der Übereinstimmung zwischen

rS — Z_2 (real) und rS — Z_2 (Abb. nach A2)

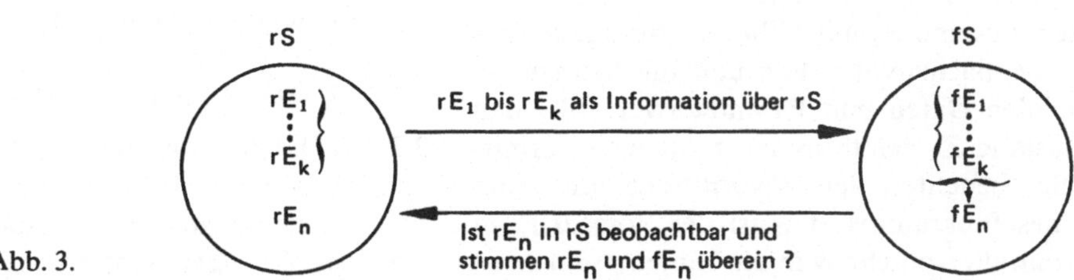

Abb. 3.

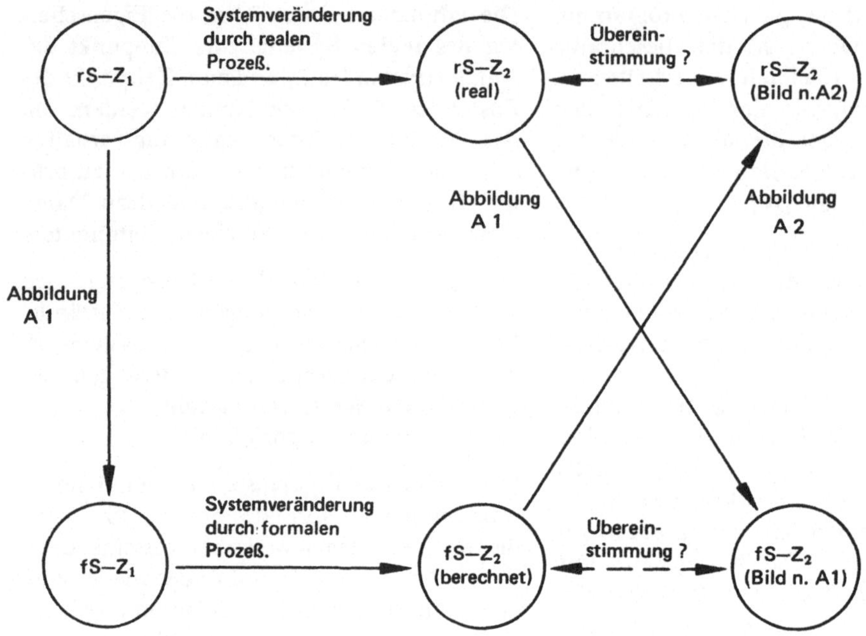

Abb. 4. Überprüfung der Güte eines dynamischen Modells

oder
fS — Z_2 (berechnet) und fS — Z_2 (Abb. nach A1)
geschlossen werden.

In der Informatik werden Informationen über das reale System im Zustand Z_1 als Eingangswerte (Daten und Parameter) in das formale Modell eingegeben. Das formale Modell beschreibt die zugehörige Prozeßstruktur und wird als Algorithmus oder Ablaufmodell mit einer Programmiersprache beschrieben und dem Computer als Programm mitgeteilt bzw. im Computer abgespeichert.

Die Systemveränderung von Zustand Z_1 in den Zustand Z_2 mit Hilfe des formalen Prozesses nachzuvollziehen und die kennzeichnenden Daten und Parameterwerte für den Zustand Z_2 des formalen Systems zu ermitteln, bedeutet, den Algorithmus mit Hilfe eines Programms, dies ist die Vorschrift, in Computersprache, wie die Eingangsdaten zu verarbeiten sind, im Computer ablaufen zu lassen. Dabei werden die Eingangsgrößen, Daten, Parameterwerte oder Informationsstrukturen, die den Anfangszustand Z_1 des Systems kennzeichnen, umgewandelt in neue Daten und Informationsstrukturen, die den Zustand Z_2 des formalen Systems kennzeichnen. Wie die Umwandlung der Daten zu erfolgen hat, beschreibt die formale Prozeßstruktur.

Aus Abbildung 4 läßt sich nun leicht ein Verfahren, Abbildung 5, für den Prozeß der Modellverbesserung, ableiten.

Wie kann man nun aber Sachverhalte strukturieren, wie die Phase 2.1.1.2. fordert?

2.1.2. Beschreibung von Miniwelten

2.1.2.1. Darstellung von Relationen: Ausgehend von einer Fragestellung müssen wir einen abgegrenzten Sachverhalt, eine Miniwelt des Benutzers [35] aus dem komplexen

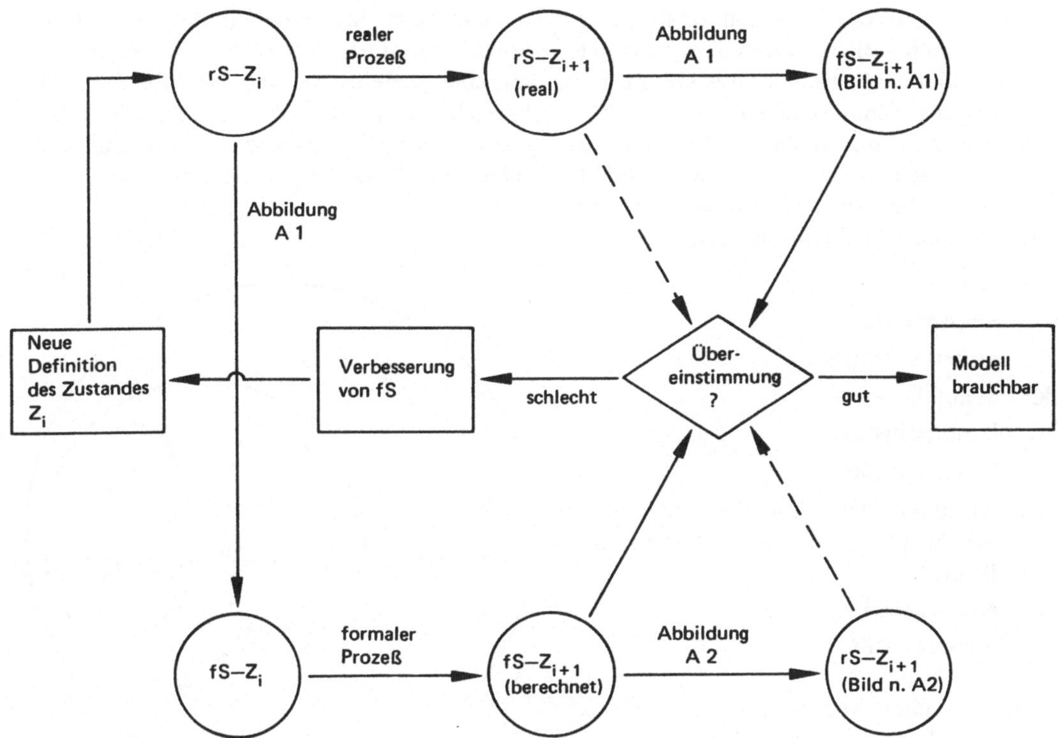

Abb. 5. Prozeß der Modellverbesserung

Gefüge der realen Welt heraustrennen. Wir versuchen zunächst aufgrund unseres Erfahrungsgutes die Objekte zu bestimmen, von denen wir vermuten, daß sie für unser Problem relevant sind oder irgend einen Zusammenhang mit unserer Fragestellung haben. Da wir Abhängigkeiten unter den Objekten und Zustandsänderungen ihrer Beschaffenheit voraussetzen, fassen wir diese Objekte als Elemente zu einer Menge zusammen. Die Beziehungen, Relationen, die zwischen den Elementen dieser Menge und ihren Eigenschaften vorliegen, beschreiben das Wirkungsgefüge des realen Systems. Dieses Wirkungsgefüge bzw. die Struktur des realen Systems wollen wir in einem formalen Modell möglichst isomorph, entsprechend den Abhängigkeiten oder Relationen zwischen den Objekten unserer Miniwelt, abbilden. Mit Hilfe dieser Struktur unseres Modells können wir dann durch Simulation von Prozessen, die in der Miniwelt ablaufen, und durch Benutzung von Datenbeständen zu neuen formalen Aussagen gelangen.

Jedes System dient einem Zweck in einem übergeordneten System. Der Zweck des Systems Rehabilitation dient der beruflichen und sozialen Eingliederung behinderter Menschen im übergeordneten Gesellschaftssystem. Die Instrumente oder Teilsysteme der Rehabilitation erlauben den Ablauf der dazu notwendigen Prozesse, wie Abbildung 6 zeigen soll.

Wir wollen dies an einem Beispiel der Stundenplanerstellung einer Schule veranschaulichen, wobei wir auf Vollständigkeit bezüglich der Beschreibung des Sachverhaltes oder des Systems verzichten und nur das Datenmodell betrachten.

Jedes System, das wir betrachten, ist aus einer Umwelt herausgenommen. Betrachten wir als Miniwelt die Raumverteilung in einem Unterrichtsgebäude und die verschiedenen

Klassen an bestimmten Tagen zu festgelegten Unterrichtszeiten. Das übergeordnete System bildet die Schule in ihrer Gesamtheit einschließlich Schülerklassen und Lehrkörper. Aus der Erfahrung können wir zunächst im Schulsystem verschiedenartige Objekte bestimmen, die wir zusammenfassen. Wir unterscheiden z. B. die Mengen der

L: Lehrer
K: Klassenräume
UF: Unterrichtsfächer
SK: Schulklassen
UZ: Unterrichtszeiten
UT: Unterrichtstage
AU: Anzahlen der Unterrichtsstunden je Woche für die einzelnen Unterrichtsfächer
KL: Klassenstärke
KG: Klassengröße

Dann versuchen wir in unserem Beispiel durch tabellarische Aufzählung die einzelnen Elemente der verschiedenen Mengen zu bestimmen:

$L = \{l_1, l_2, l_3, \ldots, l_i, \ldots, l_n\}$ l_i:

bezeichne einen bestimmten Lehrer, z. B. Müller (es gibt n verschiedene Lehrer)

$K = \{k_1, k_2, k_3, \ldots, k_j, \ldots, k_m\}$ k_j:

bezeichne einen bestimmten Klassenraum (es gibt m verschiedene Klassenräume)

$UF = \{uf_1, uf_2, \ldots, uf_o\}$
$SK = \{sk_1, sk_2, \ldots, sk_g\}$
.
.
.
$AU = \{au_1, au_2, \ldots, au_p\}$

Jeder Lehrer besitzt gewisse Merkmale, z. B. daß er nur bestimmte Fächer unterrichten kann. Die spezielle Aussage „Müller kann Englisch, Deutsch und Musik unterrichten", bestimmt die Beziehung zwischen Unterrichtsfächern und einem Lehrer. Die Relation „kann unterrichten" trifft für jeden Lehrer eine gezielte Auswahl der Fächer. Wir bezeichnen sie als Relation R_1. Diese Zuordnung der Eigenschaften kann auf verschiedene Weise dargestellt werden:

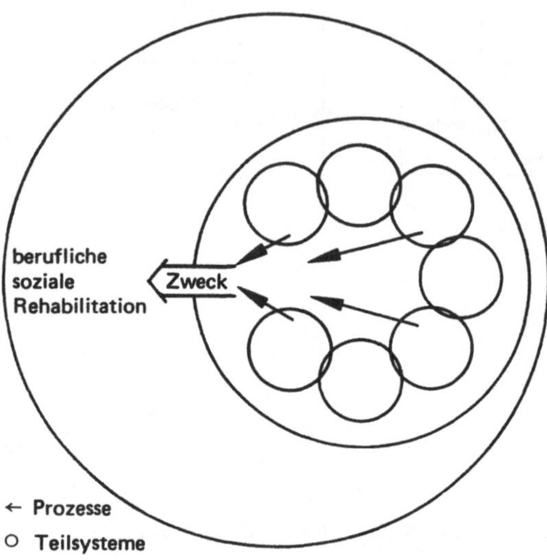

Abb. 6. Zweck, Prozesse und Teilsysteme eines Systems

2.1.2.1.2. *Durch Paare von Elementen* (Müller, Englisch), (Müller, Deutsch), (Müller, Musik)

oder allgemeiner, wenn Müller $= l_i$
Englisch $= uf_2$
Deutsch $= uf_3$
Musik $= uf_6$ sind,

durch (l_i, uf_2), (l_i, uf_3), (l_i, uf_6)

2.1.2.1.3. *Durch Pfeile* (im Computer mit Hilfe von Verweisadressen)

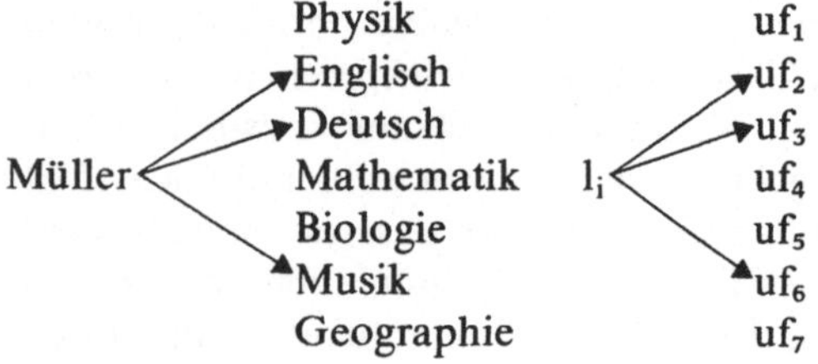

2.1.2.1.4. *Durch Matrizen*

	uf_1	uf_2	uf_3	uf_4	uf_5	uf_6	uf_7	uf_8	uf_9	$\dots uf_o$
l_1										
l_2										
l_3										
l_4										
.										
.										
.										
l_i	×	×				×				
.										
.										
l_n										

Wir erkennen, daß eine Relation eine Auswahl aller möglichen Paarbildungen (Lehrer/Unterrichtsfach) trifft, das heißt eine Teilmenge der Menge aller denkbaren Paarbildungen darstellt. Jede gültige Paarbildung bedeutet eine Information und ist ein Datum. Um Relationen und Daten in einem Computer zweckmäßig und effektiv abspeichern, verarbeiten und gezielt auffinden zu können, setzt man Datenbanksysteme ein.
Wir wollen die Betrachtung unseres Beispiels fortsetzen. Die Relation R_1 ‚kann unterrichten', kann allgemein für alle Lehrer in einer Matrix wiedergegeben werden.
Es wäre denkbar, daß es noch weitere Beziehungen zwischen Unterrichtsfächern und

	uf_1	uf_2	uf_3	uf_4	uf_5	uf_6	uf_7	uf_8	$\dots uf_o$
l_1	×	×		×					
l_2		×	×					×	
l_3	×				×	×			
l_4		×	×	×					
.									
.									
l_i		×	×			×	×		
.									
l_n	×					×			

Lehrern gäbe. Dann müßten wir zur Unterscheidung der verschiedenen Relationen jeweils eine Kennzeichnung unserer Darstellung zufügen. Zum Beispiel:

$R_1 (l_i, uf_2)$, $R_1 (l_i, uf_3)$, $R_1 (l_i, uf_6)$

oder in anderer Schreibweise

$(l_i\ R_1\ uf_2)$, $(l_i\ R_1\ uf_3)$, $(l_i\ R_1\ uf_6)$

oder

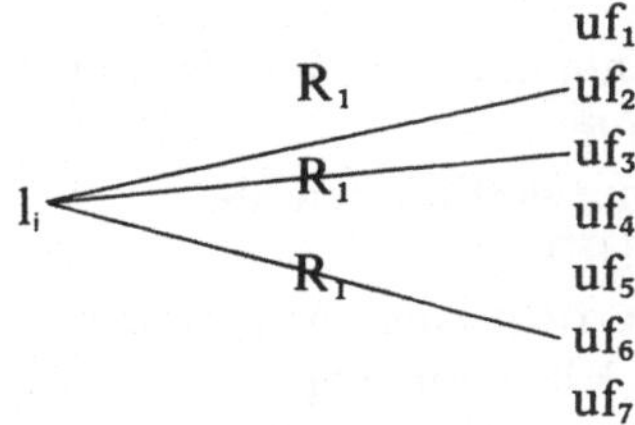

Wir wollen noch ein Beispiel einer Relation für andere Objekte betrachten.

In einer Relation R_2 können wir jeder Klasse (SK) einen Klassenraum zuordnen, wobei die Anzahl der Klassenräume (K) nicht kleiner als die Anzahl gleichzeitig unterrichteter Klassen sein soll.

	k_1	k_2	k_3	k_4	......	k_i	k_m
sk_1		×					
sk_2	×						
.							
.							
sk_g				×			

Die Matrizen zeigen Beziehungen oder Eigenschaften, die zwischen den Objekten einer Miniwelt bestehen.
In der vorausstehenden Matrix gilt beispielsweise die Forderung, daß jeder Zeile genau eine Spalte durch ein Kreuz zugeordnet wird. Die Anzahl der Kreuze in einer Spalte darf 1 oder $\emptyset$ sein. Nun gibt es weitere Matrixstrukturen, die unser reales System oder die Miniwelt beschreiben. Wir wollen sie hier nicht alle aufführen.
Die Matrizen und Algorithmen beschreiben Abhängigkeiten, Relationen und Eigenschaften der Miniwelt. Um ein Modell zu entwikkeln, das den Ablauf der Unterrichtsfolgen vorausberechnen kann, müssen sämtliche Abhängigkeiten zwischen den verschiedenen Objekten unseres Modells festgelegt werden.

2.1.2.2. Ausprägung von Merkmalen: Wir haben festgestellt, alle Objekte einer bestimmten Menge besitzen Eigenschaften oder Merkmale, z. B.

Lehrer (L):
- Befähigung zur Unterrichtung bestimmter Fächer
- Unterrichtsberechtigung in der Primar- oder Sekundarstufe
- Klassenlehrer einer bestimmten SK

Unterrichtsfächer (UF):
- Anzahl der Unterrichtsstunden je Woche für die einzelnen Klassenniveaus

Schülerklassen (SK):
- Klassenstärke
- Pflichtfächer
- Klassenraum
- Klassenlehrer

Die Zuordnung der Merkmalsausprägung eines Objektes bezüglich eines bestimmten Merkmals erfolgt durch die Merkmalsbeobachtung. Das Ergebnis der Merkmalsbeobachtung, dies ist die zugeordnete Klasse einer vorgegebenen Klasseneinteilung, bildet ein Datum über das beobachtete Objekt.

Die Relationen können ebenfalls als Ausprägungen verschiedener Merkmale abgebildet werden. Hat man wie in unserem Beispiel, ein Modell entwickelt und geprüft, kann man aus den bekannten Ausgangsgrößen mögliche Stundenpläne berechnen, sofern Lösungen existieren. Die Berechnung eines Stundenplanes ist kompliziert und erfolgt wegen der Vielzahl der Bedingungen und Lösungsmöglichkeiten in der Regel mit Hilfe von Simulationsmodellen oder speziellen Lösungsstrategien. (Heuristische Planungsmodelle.)
Wir wollen die Begriffe Merkmal und Merkmalsausprägung an einem weiteren Beispiel erläutern. Jedes Merkmal kann Merkmalsausprägungen auf folgenden drei verschiedenen Merkmalsebenen annehmen:

— klassifikatorische oder qualitative Merkmale
— komparative Merkmale
— quantitative Merkmale

Man vergleiche dazu [33].
Wir betrachten als Beispiel die Patienten, die in eine Rehabilitationsklinik 1974 stationär aufgenommen wurden [39]. Wir können verschiedene Merkmale M_1, M_2 ... an jedem Patienten beobachten; z. B.:

M_1: mezidinische Diagnose
M_2: Leistungen des medizinischen technischen Dienstes in Anspruch genommen, und wenn ja, welche?
M_3: Leistungen der Therapiebereiche in Anspruch genommen, und wenn ja, welche?
M_4: Alter des Patienten
M_5: Gewicht des Patienten

Jedes Merkmal besitzt verschiedene Ausprägungen bezüglich einer vereinbarten Klassenbildung, z. B.
klassifikatorische Merkmale:

M_1: Zerebralparesen
Dysmelien
Hämophilien
Querschnittlähmungen
Muskeldystrophien
Poliomyelitiden
Skoliose
Herz- und Kreislauferkrankungen

Stoffwechselerkrankungen
Infektionserkrankungen
Sonstige

M_2: EKG
Audiometrie
Röntgen
keine

M_3: Physiotherapie
Ergotherapie
Logopädie
keine

quantitative Merkmale:

M_4: Alter in [Jahren]
M_5: Gewicht in [kg]

Was wir in diesem Beispiel betrachten ist die Erhebung von Daten über die einzelnen Patienten, d. h. ihre Ausprägungen, die wir durch Beobachtungen gewinnen. Jedem Patienten wird mindestens eine Klasse (z. B. ‚Stoffwechselerkrankung') bezüglich eines qualitativen Merkmals (‚Diagnoseart') zugeordnet.
Eine Klassenbildung für qualitative Merkmalsausprägung muß aufgrund des vorhandenen Erfahrungsgutes sehr sorgfältig getroffen werden und folgenden Forderungen genügen [33]:

— Die Klassenbildung soll erschöpfend sein bezüglich empirischer Erfahrung oder logischer Überlegungen
— Die Klassenbildung soll die einzelnen Klassen scharf abgrenzen
— Die Klassenbildung soll möglichst einfach sein
— Die Klassenbildung soll fruchtbar sein
— Die benutzten Begriffe oder Prädikate zur Festsetzung der einzelnen Klassen müssen eindeutig sein

Damit seien die Begriffe Objekte, Relationen, Merkmale und Merkmalsausprägungen hinreichend erläutert.
Wir fassen zusammen: Sachverhalte zerlegen wir in Miniwelten, d. h. in abgeschlossene Teilsysteme. Wir beschreiben Sachverhalte durch Festlegung von Objekten, Zuständen, Vorgängen, Abhängigkeiten oder Relationen, Merkmalen und Merkmalsausprägungen. Damit gewinnen wir folgende Rangordnung:

Systeme (dienen einem Zweck eines übergeordneten Systems)
- Objekte
- Zustände
- Vorgänge
- Relationen
  - Merkmale
    - Merkmalsausprägungen
      - klassifikatorisch
      - komparativ
      - quantitativ

Die Beobachtungen der Merkmalsausprägungen oder das Festlegen von Daten muß unter definierten Bedingungen geschehen. Die Ergebnisse von Beobachtungen sind Daten.
Zwischen den Daten oder Merkmalsausprägungen verschiedener Merkmalsträger bestehen Beziehungen oder Relationen. Sie sollen erforscht werden. Dazu werden Modelle entwickelt, die die Struktur von Prozessen realer Sachverhalte hinreichend gut beschreiben sollen.
Eine exakte Beschreibung eines realen Systems ist meistens nicht möglich, wegen der Vielzahl der Einflüsse und beteiligten Objekte, der Unhandlichkeit des entstehenden Formelapparates oder Modells und nicht zuletzt wegen der Unkenntnis der im System vorliegenden Relationen oder Abhängigkeiten. Um die Komplexität der Wirkungsgefüge von Sachverhalten in den Griff zu bekommen, wird die Zerlegung eines Sachverhaltes in verschiedene Miniwelten, d. h. abgeschlossene Teilsysteme mit definierten Schnittstellen, vorgenommen.

2.2. Beschreibung komplexer Sachverhalte

2.2.1. Das Bausteinprinzip

Die datentechnisch abgebildeten Prozesse der Miniwelten sind in der Regel allgemein anerkannte administrative, wissenschaftliche oder technische Prozesse, die von Wertsetzungen weitgehend befreit sind. Sie gehen jedoch häufig auf Prinzipien zurück, z. B. das

Maximum-Likelihood-Prinzip in der Statistik oder die doppelte Buchführung im Rechnungswesen. Solche Prinzipien haben sich traditionell etabliert und werden allgemein anerkannt. Kritischer in ihrer Bewertung sind die sozialen Zielvariablen in Entscheidungsmodellen. Neben die Integration allgemein anerkannter Prinzipien tritt als weiterer Trägheitsfaktor die Komplexität der Modelle. Ein hochentwickeltes Modell stützt sich meist auf verschiedene Teilinstrumente, die so umfangreich und vielseitig verwoben sind, daß sie von einem einzelnen Menschen systemtechnisch und inhaltlich nicht mehr überblickt werden können. Prinzipielle Änderungen im Wirkungsgefüge eines Teilsystems erzeugen unter Umständen, dies hängt z. B. von der Art und der Empfindlichkeit eines Modells ab, solche Auswirkungen auf die anderen Teilsysteme, daß sie zu einem wirklichkeitsfremden Gesamtgefüge und Verhalten entarten.

Dadurch ergibt sich eine Hemmschwelle für die prinzipielle Änderung der Struktur eines gewachsenen Modelles.

In der Regel bleibt die Veränderung komplexer formaler Systeme auf Anpassungsänderungen beschränkt. Um ganze Systeme oder Modelle neu zu entwickeln und in die Praxis zu integrieren, bedarf es in der Regel eines hohen finanziellen und personellen Aufwandes. Deshalb geht von Mensch-Maschinensystemen in diesem speziellen Falle eine Trägheit aus, die bei unvorsichtiger Handhabung der Informatikinstrumente (Betriebssysteme, Anwendungsprogramme, Hardware) zur Starrheit führen kann. Außerdem steigen der Aufwand für Änderungen und die Störanfälligkeit der Systeme ständig.

Um der Starrheit der entwickelten und benutzten Modelle entgegenzuwirken und eine hohe Flexibilität und Erhaltung der Gesamtstabilität eines Modells bezüglich eines Isomorphie- oder Invariantenprinzips zu gewährleisten, benutzen Informatiker als Gegenmaßnahme ein einfaches (wiederentdecktes) Prinzip, das die Natur bereits benutzt hat. Es gehört zu den eindrucksvollen Erkenntnissen, daß die Natur in ihrer vorbewußten Phase bereits Prinzipien entdeckt hat, die wir erst auf intellektueller Ebene wiedererkennen.

In der Natur werden die gesamten biologischen Systeme mit neuartigen qualitativen Merkmalen mit Hilfe des folgenden Baukastenprinzips aufgebaut.

Als die kleinste für sich allein *lebensfähige Einheit* in der Natur besitzt die Zelle alle Grundeigenschaften des Lebens, der Bewegung und Reizbarkeit, des Stoff- und Energiewechsels, der Entwicklung und Fortpflanzung, der Vermehrung und Vererbung. Die Natur hat höhere biologische Systeme oder Funktionseinheiten nicht durch Zellenvergrößerung, sondern durch das Prinzip der Zellvervielfachung und Zelldifferenzierung ausgeprägt. Zu den Metazoen, Vielzellern, gehört beispielsweise neben der Maus auch der Mensch.

Neben diesem Baukastenprinzip wird zur Fortpflanzung von Vielzellern die genetische Information über einzelne Baukastenelemente, die Keimzellen, weitergegeben. Dies ist das Replikationsprinzip, das mit diesen elementaren Bausteinen, den Zellen, funktioniert und neue Individuen entstehen läßt.

Die Zellen selbst besitzen wieder Teilsysteme, z. B. Mitochondrien, die die Energie für die Zelle liefern und die Desoxyribonukleinsäure (DNS), die die Informationen für die Ausprägung des entstehenden Individuums enthält.

Dieses Bausteinprinzip löst den logischen Widerspruch der Prinzipien, *Erhaltung oder Beständigkeit* und Fortschritt auf und erlaubt eine Vereinigung beider Prinzipien.

Damit ist dem Evolutionsgedanken in abgebildeten informationsverarbeitenden Prozessen einerseits und ihrer Stabilität andererseits in der Informatik Rechnung getragen. Trägheit und Weiterentwicklung werden als widersprüchliche Prinzipien aufgelöst.

2.2.2. Beispiele aus der Rehabilitation

Die Rehabilitation bildet ein sehr inhomogenes System mit einer Vielzahl unterschied-

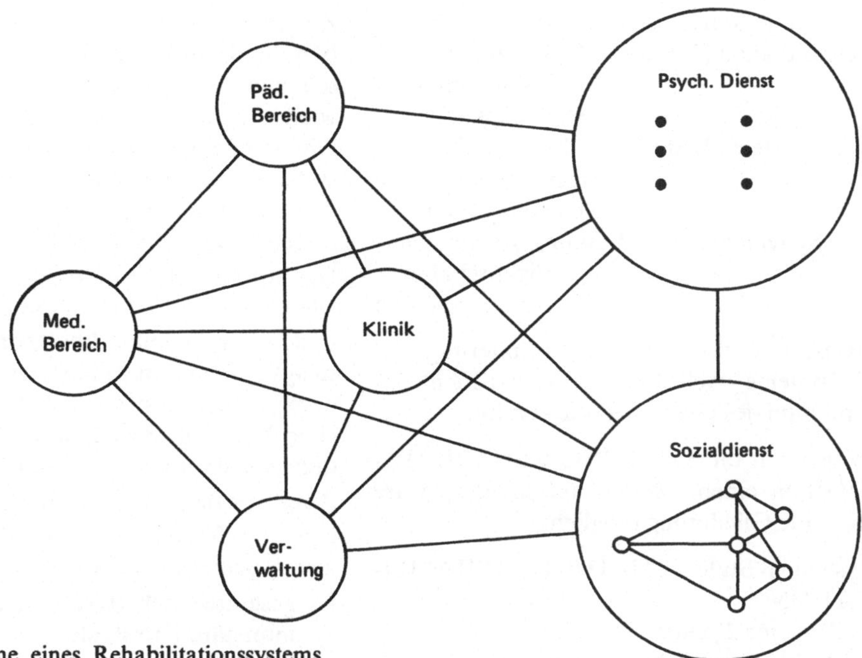

Abb. 7. Teilsysteme eines Rehabilitationssystems

licher Objekte, Abhängigkeiten, Prozesse und Teilsysteme. Betrachten wir beispielsweise ein Berufsförderungswerk, so können Teilsysteme (Abb. 7) bestimmt werden.

Jedes Teilsystem besitzt in sich komplexe Strukturen, die mit den Strukturen der anderen Teilsysteme zusammenhängen. Unter den verschiedenen Rehabilitationseinrichtungen können verschiedenartige Teilsysteme unterschieden werden. Sie besitzen jeweils verschiedene Wirkungsgefüge und Prozeßstrukturen [37].

Um der Vielfalt der Objekte und Strukturen Herr zu werden, zerlegt man gemäß dem Bausteinprinzip die Teilsysteme in weitere Untersysteme, wobei man jeweils wieder genau die Schnittstellen und Verbindungen oder Abhängigkeiten zwischen den Untersystemen festlegen muß.

Jedes Teilsystem wird als Objekt des unmittelbar übergeordneten Systems betrachtet, oder allgemeiner,

Teilsystem n-ter Stufe = Objekt im Teilsystem (n–1)-ter Stufe

Wir gewinnen wieder eine Hierarchie von Systemen, denen wir auf jeder Stufe systeminterne Ziele zuordnen können (Abb. 8). Wählen wir beispielsweise das System Rehabilitation als System 1. Stufe, so läßt sich folgende Hierarchie bilden, wobei das Umfeld, z. B. die Gemeinschaft und die Schnittstellen zu ihm ebenfalls erfaßt werden müssen:

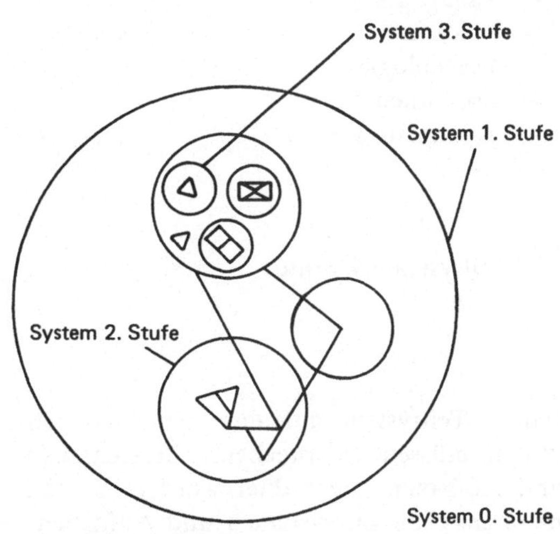

Abb. 8. Systemhierarchie

Sozietät (o. Stufe)
Rehabilitation (1. Stufe): Zielsystem
Eigenschaften
Abhängigkeiten
Teilsystem (2. Stufe): Teilziele
Eigenschaften
Abhängigkeiten
Systemelemente (3. Stufe): Bereichsziele
Eigenschaften
Abhängigkeiten

Es ist bekannt, daß die Optimierung der Teilsysteme nach ihren Teilzielen nicht das Optimum des Gesamtsystems ergibt.

Wollen wir die STIFTUNG REHABILITATION in einem Modell abbilden, so wäre folgende Gliederung möglich:

System 1. Stufe: STIFTUNG REHABILITATION
Teilsysteme 2. Stufe:
— Rehabilitationskrankenhaus in Karlsbad-Langensteinbach
— Berufsförderungswerk Heidelberg
— Südwestdeutsches Rehabilitationskrankenhaus für Kinder und Jugendliche
— Zentralbereiche
—
—
—

Teilsysteme 3. Stufe:
— Fachdienste
— Pädagogik
— Medizin
— Psychologie
— Sozialdienst
— Administration
—
—
—

Teilsysteme 4. Stufe:
—
—
—

Jedem Teilsystem auf den verschiedenen Stufen müssen entsprechend Bereichsziele und Aufgaben zugeordnet werden, die zu hierarchischen Zielsystemen und Aufgabenkatalogen führen.

Zu jedem Teilsystem müssen außerdem äußere und innere Bedingungen der Eigenschaften zugeordnet werden. Man erhält wieder eine Hierarchie von Eigenschaften. Die Abhängigkeiten der Objekte eines Teilsystems bedürfen ebenfalls einer Festlegung, d. h. wir müssen auf jeder Stufe die Relationen festlegen und beschreiben.

Die Stiftung Rehabilitation selbst wäre dabei wie oben dargestellt, ein Objekt (Teilsystem) und würde in einem übergeordneten Gesellschaftssystem von äußeren Bedingungen anderer Umweltsysteme U_1, U_2, . . ., U_k gleicher Stufe in Beziehungen stehen. Abbildung 9 soll dies veranschaulichen.

Zwischen den Objekten bestehen Beziehungen, d. h. Relationen oder äußere Bedingungen verschiedenster Art, z. B.

— gesamtwirtschaftliche Lage
— monetäre Kreisläufe
— Wertsysteme
  — Prioritätenkatalog der Gesellschaft
    — Bewußtseinsstand der Öffentlichkeit
    — Politisches System (Parteien/Regierung).
  — Institutionen und ihre Einflüsse

Abbildung 9 zeigt ferner, daß Relationen, bzw. Abhängigkeiten (durch Linien angedeutet), zwischen den Objekten bestehen. In unseren Modellen der Informationsprozesse können Relationen auch beschreiben, welche Informationen oder Daten zwischen den Objekten ausgetauscht werden.

Wir unterscheiden dabei für jedes Teilsystem die Daten die hineinfließen und, durch allgemeine Variablen, Platzhalter, erfaßt werden können. Die Größen, welche die Informationen, die in das System hineinfließen, kennzeichnen, heißen Inputvariablen im Gegensatz zu den Outputvariablen (Abb. 10).

Betrachten wir in einem Rehabilitationssystem das Teilsystem *medizinischer Bereich,* so können wir als ein Objekt, ein Teilsystem des übergeordneten Systems, den Arzt definieren.

Ein Baustein eines Informationsprozesses in der Rehabilitation ist beispielsweise wieder

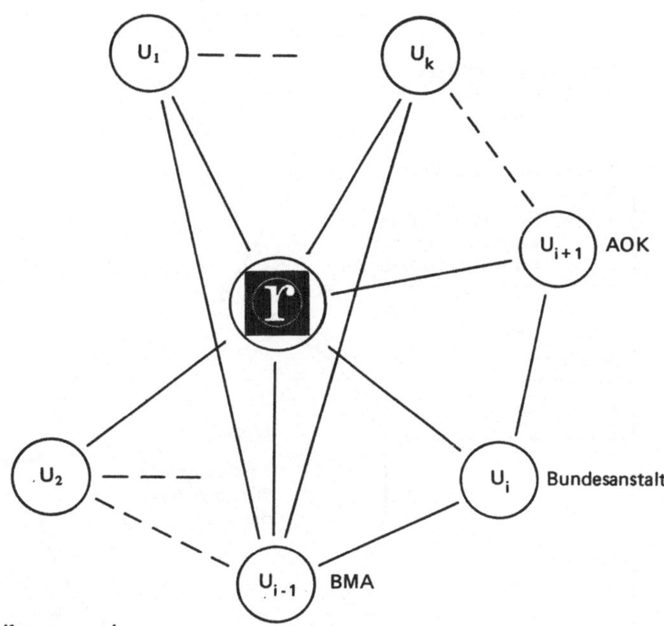

Abb. 9. Rehabilitationsbezogene Teilsysteme in einem Gesellschaftssystem

ein Informationsprozeß, der in einem Arzt abläuft bei der Festlegung einer Diagnose über einen Patienten. Dabei verarbeitet der Arzt Informationen aus verschiedenen Informationsbereichen, auf die er Zugriff hat, wie es grob in Abbildung 11 veranschaulicht wird.

Zur Festlegung von Schnittstellen und Relationen müssen für die definierten Objekte die relevanten Eingangs- und Ausgangsgrößen definiert werden.

Der Prozeß der Festlegung einer Diagnose ist ein Baustein eines beruflichen Rehabilitationsprozesses, wobei die Prozeßstruktur keinesfalls bekannt ist.

Solche Systeme werden als Black-Box-Modelle gekennzeichnet, da nur beschrieben werden kann, welche Informationen verarbeitet und welche Informationen als Ergebnisse vorgelegt werden.

Nach welchen Gesetzmäßigkeiten die Informationen verarbeitet werden, bleibt im Dunkeln. Das Mittel der Wahl, solche unbekannten Prozesse zu beschreiben und Abhängigkeiten zwischen Eingangs- und Ausgangsgrößen festzustellen, bleibt hier die Anwendung der mathematischen Statistik.

Außerdem können die Informationsflüsse in den übergeordneten Systemen abgebildet werden, wenn man genau weiß, welche Daten ein Arzt benötigt und dann wertvolle Hinweise, zur Vermeidung der mehrfachen Datenerhebung gleicher Daten an verschiedenen Orten im medizinischen oder anderen Fachbereichen, liefern.

Wichtig dabei ist zu wissen,
wann,
wo und
welche Informationen
wie, d. h. in
welchen Prozessen und
wozu
verarbeitet werden.

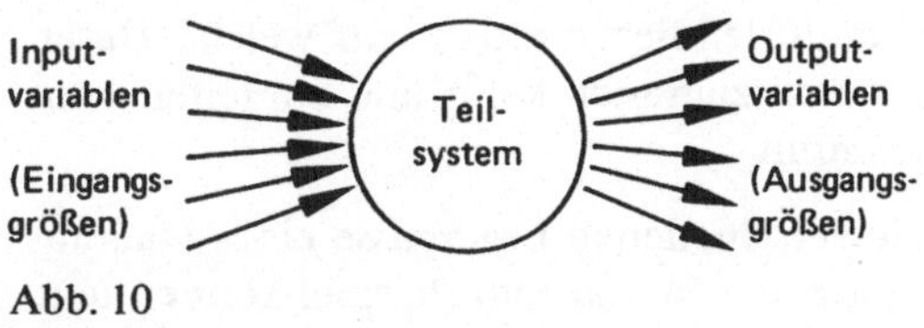

Abb. 10

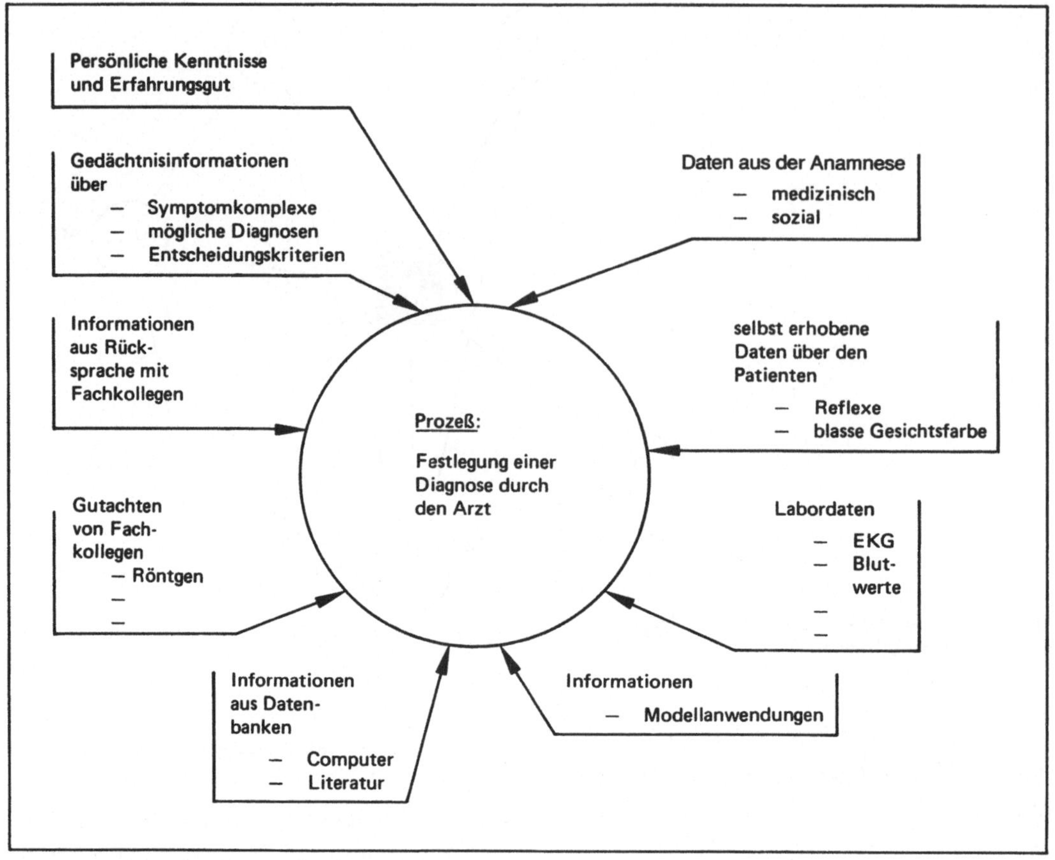

Abb. 11. Inputvariablen bei der Festlegung einer Diagnose

Aufgabe eines Informatikeinsatzes zu Gewinnung von Aussagen in der Rehabilitation mit dem Ziel, den Prozeß der Rehabilitation besser planen, steuern und wirtschaftlicher gestalten zu können, ist deshalb zuerst die Entwicklung eines Modells für die Informationsprozesse in der Rehabilitation. Kennt man die Struktur von Teilprozessen nicht, z. B. wie ein Arzt zu einer Diagnose kommt, so muß trotzdem für das gesamte Wirkungsgefüge festgelegt werden, welche Eingangsinformationen für diesen Teilprozeß erforderlich sind. Das bedeutet in unserem Beispiel, es muß definiert werden, auf welche Daten der Arzt zugreifen kann und zugreifen können muß.

Die verschiedenen Ergebnisse eines Diagnoseprozesses in unserem Beispiel können u. a. folgende Merkmale und Merkmalsausprägungen besitzen:

Merkmale	*Ausprägungen*
Diagnose	Diagnose 1 Diagnose 2 keine endgültige Diagnose

Abteilungen oder Ärzte, die Daten über einen Patienten erheben	Facharzt
	Röntgen
	Labor
	  Lipide
	  Cholesterin

Behandlungsart	stationär ambulant nicht notwendig
berufliche Maßnahmen	nicht möglich eingeschränkt möglich ohne Einfluß

Ein Aufbau eines vollständigen Datensatzes über die Ausprägungen der festgelegten Merkmale jedes Rehabilitanden ist ein Ziel langfristiger Planungen in der Rehabilitation.
Will man nämlich statistische oder andere Aussagen zur besseren Planung und Steuerung von Rehabilitationsmaßnahmen erhalten, müssen für jeden Rehabilitanden jeweils die einzelnen Ausprägungen der verschiedenen Merkmale als Daten festgehalten werden.
Diese Datensammlung muß jedoch aus allen Fachdiensten die beobachteten Daten enthalten, z. B. die

Sozialanamnese
medizinische Daten
psychologische Daten
Ausbildungs-Daten
administrative Daten u. a.

Erst wenn die Daten über Rehabilitanden in den Fachbereichen erhoben und im Computer in einem Datenbanksystem verfügbar sind und unter Berücksichtigung von Datenschutzmaßnahmen von berechtigten Personen abgefragt oder statistische Auswertungen durchgeführt und formale Prozesse nachvollzogen werden können, ist es möglich, gezielter und wirtschaftlicher Rehabilitationsmaßnahmen oder Investitionen zu planen.
Ein Ziel zukünftiger Anstrengungen ist deshalb, ein Rehabilitanden-Datenbanksystem aufzubauen. Dazu müssen in einem ersten Schritt die Fragestellungen, Hypothesen, mögliche Einflußfaktoren oder Entscheidungskriterien, d. h. das Zwecksystem, festgelegt werden.
Der zweite Schritt dieser Aufgabe ist dann, die Merkmale und die Merkmalsklassen sinnvoll festzulegen und die verschiedenen Teilprozesse und ihre Abhängigkeiten zu analysieren. An diesem Beispiel wird das Dilemma zwischen der Notwendigkeit der Datensammlung und des Datenschutzes, im Hinblick auf Privatsphäre und des gesellschaftspolitischen Nutzens oder Mißbrauchs offensichtlich. Hier müssen technische und organisatorische Maßnahmen rechtzeitig getroffen werden.
Von übergeordneter Aufgabe ist jedoch eine Architektur des gesamten Rehabilitationsgeschehens zu entwickeln. Dazu müssen Modelle erstellt werden, die das Verhalten der Teilsysteme und die Informationsprozesse in den Teilsystemen der Rehabilitation beschreiben. Dieses Ziel soll stufenweise verfolgt werden.
In der ersten Stufe soll das Teilsystem, Rehabilitationskrankenhaus, in einem Modell abgebildet werden. Dieses Modell muß sich wegen der Komplexität der ablaufenden Prozesse im Rehabilitationskrankenhaus zuerst auf die Architektur, d. h. auf eine relativ grobe Beschreibung des Wirkungsgefüges der Teilsysteme, beschränken und dann Schritt um Schritt verfeinert werden.

Die Anpassung des Modells, wie z. B. in Abb. 5 beschrieben, hat dann in weiteren Entwicklungsphasen zu erfolgen. Hat man Modelle für die verschiedenen Teilsysteme der Rehabilitation, z. B. Berufsförderungswerke, entwickelt, müssen an verschiedenen Orten die Modelle auf ihre Gültigkeit geprüft oder modifiziert werden.
Erst nach einer Erprobungsphase, die die Modelle für die Teilsysteme bestätigen, können die Modelle verbunden werden und für Planungen und zur Steuerung von Rehabilitationsmaßnahmen oder Planungen eingesetzt werden.
Mit diesen Beispielen, die nur anschaulich zeigen sollten, welche grundsätzliche Vorgehensweise der Forschungsarbeit in der Informatik zugrunde liegt und welche Ausschnitte aus der realen Welt die Informatik untersucht, soll die Betrachtung der methodischen Informatik-Instrumente abgeschlossen werden.

3. Anwendungsbeispiele der Informatik in der Rehabilitation

Als bisherige Forschungsgebiete und Anwendungsbereiche der DV in der Stiftung Rehabilitation lassen sich die Schwerpunkte

— CUA = computerunterstützte Ausbildung
— Planung von Hard- und Software
— Forschungsprojekte der Medizin, Pädagogik oder anderen Fachbereichen
— Schulverwaltung und allgemeine Verwaltung

darstellen. Historisch bedingt besitzt die CUA eine hohe Priorität im Katalog der Forschungsaufgaben, wobei datentechnische und didaktisch-methodische Aufgaben verflochten sind und damit eine enge Zusammenarbeit mit Pädagogen gegeben ist.

Diese Anwendungsbereiche führten zu folgenden informatikbezogenen Aufgaben:

— Bewertung, Bereitstellung und Pflege von Hard- und Software für CUA (insbesondere APL mit File-Handlingsmöglichkeiten und Datenfernverarbeitung)
— Planung und Entwicklung eines Datenbankkonzepts und Informationssystems
— Planung eines Rechnerverbundsystems für computerunterstützte Ausbildung im Rahmen der beruflichen Rehabilitation (Datentechnische Anteile)
— Entwicklung von Software zur Bearbeitung der DV-Probleme in Forschungsprojekten
— Durchführung von speziellen CUA-Projekten mit unmittelbarer Erprobung der entwickelten Software in der täglichen Praxis der beruflichen Rehabilitation im Berufsförderungswerk Heidelberg.

3.1. Rationelle Instrumentarien für die computerunterstützte Ausbildung und Aufbau von Datenbanken

Diese nachfolgend beschriebenen Entwicklungen sind Ergebnisse des Projekts DV BV 320, das vom BMFT im Rahmen des 2. DV-Programms der Bundesregierung gefördert wurde.

3.1.1. Funktionspaket [30]

Im Bereich der computerunterstützten Ausbildung ergab sich für die Informatik die Forderung, rationelle Instrumente für die Erstellung und Wartung von Lehr- und Lernprogrammen zu entwickeln und möglichst große Transparenz der Programme zu erreichen. Als Sprache stand dabei APL (**A** **P**rogramming **L**anguage) [2] zur Verfügung, die wegen ihres Charakters (general purpose language) und ihres Reichtums an Operatoren in der STIFTUNG REHABILITATION seit 1970 für die CUA verwendet wird. Nach dem Prinzip der modularen Programmierung wurden Bausteine in APL [30] entwickelt, die in einem Funktionspaket zusammengefaßt der CUA-Programmierung zur Verfügung gestellt wurden.

Der erste praktische Einsatz des modularen Funktionspaketes für die Erstellung von CUA-Programmen für das Rechnungswesen ergab eine quantitative Steigerung der Programmierleistung um mehr als 100%, bei Erfüllung der qualitativen Ansprüche, wie sie gegenwärtig in der Pädagogik vorhanden sind. So konnte u. a. erstmalig ein Instrument für die Evaluation von CUA-Programmen im Einsatz verwendet werden, welches die Art und Anzahl zu sammelnder Daten über den Dialogablauf Schüler – Computer dem Pädagogen zur Entscheidung überläßt, die Auswertungsprogramme entsprechend diesen Wünschen erstellt und gezielte Rückschlüsse auf notwendige Revisionen im Bereich der Curriculumentwicklung, der Unterrichtsplanung, der Unterrichtsdurchführung oder der CUA-Programme zuläßt [9].

Die Erfüllung aktueller qualitativer und quantitativer Ansprüche der Informatik schlägt sich u. a. in dem geglückten Versuch der Einführung von Elementen der strukturierten Programmierung nieder. Es gelang die Darstellung des Funktionspaketes in Form von Struktogrammen, und es wurden erste Schritte in Richtung rationale Dokumentation und bessere Lesbarkeit von Programmen getan.

Die diesbezüglichen Arbeiten im Rahmen dieses Projektes zeigten, daß sich die in Veröffentlichungen über strukturiertes Programmieren angegebenen Leistungssteigerungen (um den Faktor 3 [4]) auch bei der programmiermäßigen Umsetzung pädagogisch aufbereiteter Lern- und Übungsinhalte für CUA-Programme, sowie ihrer Wartung und Verwaltung, erreichen lassen.

3.1.2. Dialogstationen und Datenfernübertragung für die CUA [22]

Der Blattschreiber ist gegenwärtig noch die am meisten verwendete Datenstation innerhalb der STIFTUNG REHABILITATION für die CUA. Den positiv zu bewertenden Eigenschaften dieser Terminals wie Zuverlässigkeit, Wartungsfreundlichkeit und Endlosdruck der Ein- und Ausgabe stehen Nachteile gegenüber wie z. B.

— langsame Ausgabegeschwindigkeit
— zeilenorientierte Darstellung
— fehlende Graphikmöglichkeiten

Die ständig zunehmende Verbreitung von Datensichtgeräten als Bindeglied im Dialog Mensch – DVA und die Prognosen der Fachwelt bezüglich ihrer Verwendung als Kommunikationsebene des nächsten Jahrzehnts [4] haben uns veranlaßt, im Rahmen eines Projektes zu untersuchen, ob und wie mit diesen Geräten eine Verbesserung der computerunterstützten Ausbildung möglich wird. Für den Einsatz von Datensichtstationen in der CUA ist eine Protokollierung des Dialogs unerläßlich. Die Protokollierung soll simultan zur Dialogführung erfolgen und nicht wie mit üblichen Hardcopygeräten nur als Folgeprotokoll. Die „Schnelligkeit" des Bildschirmes geht durch die bekannten Hardcopyausgaben über Terminaldrucker meist wieder verloren und diese werden deshalb weniger benutzt. Die hohen Kosten für die Kopplung jedes Bildschirmes mit einem eigenen Hardcopygerät erscheinen deshalb nicht gerechtfertigt.

Als Ergebnis dieser Überlegungen wurde eine neue Konzentratorlösung konzipiert, installiert und in Betrieb genommen. Zwei Kompaktrechner übernehmen sämtliche Kommunikationsausgaben zwischen zentraler DVA und 30 Bildschirmgeräten. Ein Kompaktrechner fungiert dabei als intelligenter Konzentrator. An ihm sind die Datensichtstationen, zwei Magnetplatteneinheiten, auf denen die Protokollierung vorgenommen wird, und ein Schnelldrucker angeschlossen.

Der 2. Kompaktrechner steuert als Vorrechner der DVA den Datenfluß zwischen DVA und Konzentrator, entlastet die zentrale DVA durch Übernahme der Codeumwandlung und ist als Konzentrator für externe Anschlüsse geeignet.

Die 30 Leitungen der Datensichtgeräte wurden über drei Leitungen mit dem Vorrechner verbunden. Die Einsparung an Leitungs- und Leitungspufferkosten (Modems, Puffer, Schnittstellenanpassungen u. a.) war erheblich.

Es ist zu erwarten, daß zukünftige Lösungen für den Einsatz des Computers im Bildungswesen Kleinrechner in stärkerem Maße nutzen werden. Eine solche Installation könnte aus mehreren sich gegenseitig unterstützenden Prozessoren mit dem Ziel, weitere Entlastungen der Datenübertragungsleitungen und des Zentralrechners bei höchstmöglicher Verfügbarkeit zu erreichen. Die Kosten werden dadurch natürlich erheblich gesenkt werden können.

3.1.3. EXIS — ein benutzerfreundliches Datenbanksystem [34]

In der STIFTUNG REHABILITATION bestehen zahlreiche Bedürfnisse für ein Datenbanksystem. Ausgangspunkt für das entwikkelte **EX**perimentier-**I**nformations-**S**ystem war der Wunsch nach einem Datenbanksystem, welches in den Bereichen Ausbildung (z. B. Integration in CUU-Lernen mit Infotheken), Medizin, Psychologie, Rehabilitationstechnologie und Literatur-Dokumentation möglichst gleichermaßen günstig einsetzbar ist. Insbesondere werden erhöhte Anforderungen an den Datenschutz gestellt.

Obgleich einige der gegenwärtig bekannten Datenbanksysteme für spezielle Anwendungen gut geeignet sind, wird unter den vorgelegenen Randbedingungen für unsere speziellen Bedürfnisse, u. E. keines den Anforderungen eines so breiten Einsatzes gerecht. Die Eigenschaften der Sprache SHARP-APL eröffneten die Möglichkeiten, ein solches System mit relativ geringem Aufwand zu erstellen.

Das Konzept von EXIS [4] basiert darauf, daß jedem „führenden Stichwort", „Synonyme", „Deskriptoren" und „Texte" angefügt werden können.

Zum Beispiel:

→ PKW	Stichwort
= PERSONENKRAFTWAGEN	Syn-
= PERSONEN-KRAFTWAGEN	onyme
○ SCHNELL	De-
○ TEUER	skrip-
○ BEQUEM	toren
× HAT VIER RÄDER	Text

Stichwort und Synonyme werden von den Suchalgorithmen als gleichwertig behandelt. Unter den Stichworten oder einem seiner Synonyme sind Deskriptoren und Text auffindbar. Umgekehrt ermöglichen die Deskription und deren logische Verbindungen das Auffinden aller damit beschriebenen Stichworte.

Grundsätzlich behandelt EXIS Deskriptoren jedoch genauso wie Stichworte. Damit dürfen Stichworte auch als Deskriptoren erscheinen, und jeder neuauftretende Deskriptor wird als Stichwort notiert und kann eigene Synonyme, Deskriptoren und Texte enthalten.

Weitere Untergliederungen können durch „Gewichte" an den Deskriptoren gekennzeichnet werden, wodurch der Aufbau eigener hierarchischer Gliederungen möglich ist, oder auch Deskriptoren nach ihrer Wichtigkeit eingestuft oder z. B. englische, französische und deutsche Deskriptoren voneinander unterschieden werden können.

Die Syntax von EXIS ist auf seine Basissprache APL abgestimmt. Es ist als voll programmierbares Sysem konzipiert, d. h. es ermittelt Daten nicht nur, sondern stellt sie auch im Dialog mit anderen Programmen zur Weiterverarbeitung bereit. Ebenso können Daten nicht nur manuell sondern auch durch ein Programm eingegeben werden. Behandlung von Texten, Nachspeichern, Löschen und Korrigieren einzelner Informationen ist von mehreren Personen gleichzeitig möglich.

EXIS gewährleistet auf der Basis des Datenschutzes des APL-Plus-Filehandlings einen ungewöhnlich hohen und differenzierten Datenschutz. So können z. B. Daten für eine statistische Auswertung (anonym) freigegeben werden, die gleichzeitig vor Einzelzugriffen geschützt sind.

Das System gestattet einen abgestuften Einstieg in Abhängigkeit vom Wissensstand des Benutzers.

Das EXIS-System besteht aus einem Satz von Funktionen, die in APL-Plus geschrieben sind. Die Hauptfunktionen bewerkstelligen das Anhängen von neuen Stichworten an eine EXIS-Datenbank oder von neuen Synonymen, Deskriptoren und Texten an ein Stichwort, das Wiederfinden gespeicherter Daten und die Korrektur von File-Komponenten.

Die Datenstrukturen in EXIS stellen im Prinzip in einem netzförmigen Verweisgefüge eine graphentheoretisch sehr allgemeine Struktur dar.

Das EXIS wurde in mehreren Anwendungsbereichen und Projekten praktisch erprobt:

— CUA
— Datenbanksystem für das Südwestdeutsche Rehabilitationszentrum für Kinder und Jugendliche (vgl. Abschn. 3.2.)
— Literaturdokumentation

Seine Benutzerfreundlichkeit hat sich in hohem Maße erwiesen.

3.2. Datenbanksystem für das Rehabilitationszentrum Neckargmünd [13]

3.2.1. Umfeld und Aufgaben des Datenbanksystems

Parallel zu der praktischen Arbeit des Südwestdeutschen Rehabilitationszentrums für Kinder und Jugendliche in Neckargemünd (RZN) wurden zusammen mit dem Forschungszentrum erste wissenschaftliche Untersuchungen begonnen. Einige werden

im Projekt „Entwicklung eines Dokumentations- und Informationssystems für Einrichtungen im Bereich der Rehabilitation und Sonderpädagogik körperbehinderter Kinder und Jugendlicher" durchgeführt. Im Gegensatz zum allgemeinen Bildungsbereich liegen auf dem Gebiet der Sonderpädagogik und der Rehabilitation behinderter Kinder und Jugendlicher Forschungsansätze und Modellversuche nur in geringem Maße vor. Das Forschungsvorhaben soll diese Diskrepanz verringern.
Beim Aufbau eines modernen Rehabilitationszentrums für Kinder und Jugendliche steht die curriculare Problemstellung im Vordergrund:
Verglichen mit den herkömmlichen allgemeinbildenden Schulen, die vordergründig eine allgemeine soziale Chancengleichheit gewährleisten sollen, müssen hier weit über diese Erfordernisse hinaus erst die Möglichkeiten der Optimierung schulischer Rehabilitation für die stets individuell Behinderten verschiedener sozialer Herkunft geschaffen werden.
Der zu entwerfende Curriculum-Pool muß auf die vorhandenen differenzierten Lernbedingungen und -voraussetzungen der Behinderten abgestimmt werden. Hierbei soll das Dokumentations- und Informationssystem die Arbeiten erleichtern, indem es die anfallenden Daten nach entsprechender systematischer Aufbereitung zur Verfügung stellt.

Eine der Aufgaben besteht somit in der Analyse und Beschreibung der Behindertenstichprobe zur Verbesserung der schulischen Förderung, sowie in der Entwicklung und Verbesserung von Lehr- und Lernmethoden.

Als weitere Aufgabe kommt die Optimierung einer differentiellen Begleitdiagnostik hinzu. Medizinische, psychologische und schulische Daten sollen fortlaufend nach anamnestischen, diagnostischen und prognostischen Gesichtspunkten dokumentiert werden. Als zentrales Problem erwies sich hierbei die Gewichtung der zu berücksichtigenden Daten und ihre formale Aufbereitung für die elektronische Datenverarbeitung; eine enge Zusammenarbeit mit dem Fachpersonal im RZN erbrachte wesentliche Entscheidungskriterien.
Durch zentrale Speicherung, schnelle Abrufbarkeit und ständige Verfügbarkeit der erfaßten Daten ist die Erleichterung der Routinearbeit des Fachpersonals gewährleistet. Erzieher, Lehrer, Mediziner, Psychologen etc. können mit Hilfe des Dokumentations- und Informationssystems ein Maximum an objektiven Entscheidungshilfen erzielen.

Von dem Vorhaben sind insgesamt wesentliche Hinweise für Bildung, Ausbildung und individual-therapeutische Behandlung der behinderten Kinder und Jugendlichen zu erwarten. Die Konzeption ist bewußt so angelegt, daß sie — mit entsprechender Modifikation — auf herkömmliche allgemeinbildende Schulen übertragbar ist. Sie gewinnt somit eine überregionale Bedeutung und dient gleichermaßen behinderten und nichtbehinderten Kindern und Jugendlichen.

3.2.2. Realisierung des Datenbanksystems

Für die wissenschaftlichen Untersuchungen, die mit Hilfe der in der Datenbank gespeicherten Informationen durchgeführt werden, ist es von Vorteil, wenn Erfassung, Zwischenbearbeitung, Abspeicherung in der Datenbank und Weiterverarbeitung der Daten in ein und derselben Sprache und zusätzlich noch in einer Dialogsprache durchgeführt werden können. Für die Durchführung der umfangreichen Informatik-Aufgaben wurde daher die Dialogsprache APL eingesetzt:

— Aufbau eines Informations- und Dokumentationssystems

Zur langfristigen Speicherung der Ergebnisse (auch aller Einzelergebnisse) der psychologischen Tests und als Hilfsmittel zum gezielten Zugriff auf die gespeicherten Daten ist das Datenbanksystem EXIS (siehe „EXIS — ein benutzeradaptives Datenbanksystem") vorgesehen. Das Datenbanksystem dient sowohl dem Routinebetrieb als auch wissenschaftlichen Untersuchungen, etwa statistischen Auswertungen. Schwierigkeiten ergeben sich dadurch, daß ein Teil der interessierenden

Daten (z. B. zur Person eines jeden Rehabilitanden) an anderer Stelle (Verwaltung) mit Belegleser oder Lochkarten bereits erfaßt ist oder erfaßt wird. Diese Daten müssen, da sie nicht unmittelbar von APL aus angesprochen werden können, in APL-Dateien übernommen werden. Sie müssen durch Ergänzungen und Korrekturen stets auf den neuesten Stand gebracht werden. Außerdem müssen Daten (z. B. medizinische Daten), die mit Hilfe von APL-Programmen erfaßt werden, außerhalb von APL für weitere Verarbeitungen zur Verfügung gestellt werden.

Das Einbringen der Daten in das Datenbanksystem geschieht auf folgende Weise:

— Dialogerfassung aller Testergebnisse
Die notwendigen Angaben zur Person, zur Identifizierung des Tests und die Ergebnisse der einzelnen Testitems werden „vor Ort" durch ein Erfassungsprogramm angefordert. Die Eingabe wird auf syntaktische Richtigkeit und Plausibilität geprüft.
Für jeden der im RZN eingesetzten psychodiagnostischen Tests existiert zur Dialog-Erfassung ein Unterprogramm, das vom Erfassungs-Hauptprogramm aufgerufen wird.

— Auswertung psychodiagnostischer Tests
Diejenigen Tests, bei denen eine automatisierte Auswertung möglich und sinnvoll ist, werden durch je ein weiteres Unterprogramm des Erfassungsprogramms ausgewertet. Ist eine automatisierte Auswertung nicht möglich oder nicht sinnvoll, so werden die Auswertungsergebnisse wie oben im Dialog erfaßt.

— Zwischenspeicher auf APL-Dateien
Die Testergebnisse werden zusammen mit allen Einzelergebnissen zur Weiterverarbeitung auf APL-Files gespeichert. Im Hinblick auf die Weiterverarbeitung mit EXIS werden die als formatierte Daten ins EXIS eingehenden Daten in eine erste Datei, die als Deskriptoren ins EXIS eingehenden Daten in eine zweite Datei gespeichert. Zur Eingabe ins EXIS müssen diese Daten gemäß den EXIS-Bedingungen konvertiert werden.

Eines der Hauptziele bei der Entwicklung war es, ein in hohem Maße anwenderfreundliches, leicht handhabbares und flexibles System aufzubauen. Das Datenbankmodell wurde insbesondere bereits im psychologischen Bereich erprobt und eingesetzt.

3.3. EDV im Blindendruck * [23, 24, 25]

Dem Personenkreis der Blinden steht wegen der geringen Produktions-Kapazität des konventionellen Blindenbuchdruckes nur eine begrenzte Zahl von Zeitschriften und Büchern zur Verfügung. Hier sucht das Projekt „Rationalisierung des Blindenbuchdrukkes" nach zukunftssicheren Rationalisierungsmöglichkeiten (vgl. Bericht des Forschungsbereiches Rehabilitationstechnologie). Hierbei kann die Informatik ihren Beitrag liefern.
Seit an der Universität Münster unter der Leitung von Prof. Dr. Werner ein Programm entwickelt worden ist, das die automatische Übersetzung von Schwarztext in Blindenkurzschrift erlaubt [25] ist eine Voraussetzung der schnelleren Herstellung von Braille-(= Blindenschrift)Büchern erfüllt. Dem breiten Einsatz des Programms steht jedoch bisher noch das Fehlen von computer-lesbaren Texten im Wege — ein Problem, dem sich der Forschungsbereich Informatik angenommen hat.
Wo Texte nicht bereits auf einem EDV-Datenträger (Lochstreifen, Magnetband etc.) erfaßt sind, müssen Texterfassungsgeräte eingesetzt werden. In einer umfangreichen Untersuchung wurden die verschiedenen Erfassungsarten (zentral, dezentral; on line, off line) und in Frage kommende Geräte beurteilt. Die wichtigsten der zugrunde gelegten Kriterien sind Korrekturmöglichkeiten, Art der EDV-Kompatibilität und Handhabung des Datenträgers, Mobilität des Erfassungsgerätes, Kosten etc.
Aufgrund der Tatsache, daß z. Z. keine der Blindendruckereien und -schulen über eigene EDV-Kapazität verfügen, wurde die de-

* Dieses Projekt wurde vom BMFT gefördert

zentrale Texterfassung als die günstigste erkannt. Aus dem Geräteangebot wurde ein Schreibautomat mit Magnetband-Kassette als Datenträger ausgewählt, wobei hoher Korrekturkomfort und günstiger Anschaffungspreis als Hauptkriterien benutzt wurden. Ein Kassetten-Magnetband-Konverter sichert die EDV-Kompatibilität.

Bereits EDV-kompatible Texte stehen bei Verlagen und Druckereien zur Verfügung, wo die Manuskripte auf Lochstreifen gestanzt und über eine Filmsetzanlage verarbeitet werden. Um solche Lochstreifen für die EDV-Übersetzung zu nutzen, müssen sie von den Steuerinformationen für die Setzmaschine befreit und mit solchen für die Formatierung und inhaltliche Gestaltung gemäß den Blindenschriftkonventionen versehen werden. Die Umsetzung solcher Lochstreifen-Texte wirft deshalb einige Probleme auf, weil die heute im Schwarzdruck gegebenen vielfältigen Darstellungsmöglichkeiten nicht ohne weiteres automatisch in Braille umgesetzt werden können.
Die Vorbereitung eines solchen Textes für die automatische Übersetzung in Braille erfolgt in zwei Phasen:

In der 1. Phase übernimmt ein Programm folgende Aufgaben:

— Code-Umschlüsselung
— Kennzeichnung von Großschreibungen, die aus Gründen der Eindeutigkeit erhalten werden müssen (Braille kennt keine Groß-Kleinschreibung)
— Kennzeichnung von kursiv geschriebenen Textstücken
— Darstellung der Steuerbefehle für die Setzmaschine in lesbarer Form (sie werden in der 2. Phase z. B. für das Auffinden von Überschriften oder Fußnoten verwendet)
— Ausgabe des Endlos-Textes auf Schnelldrucker mit Zeilennumerierung.

Die 2. Phase wird über den Bildschirm im Dialog abgewickelt. Dabei werden Änderungen am Text durchgeführt, die formal (automatisch) nicht oder nur sehr schwer erfaßt werden können:

— Titelseiten
— Fußnoten
— graphische Erläuterungen und Skizzen (sie müssen durch verbale ersetzt werden)
— Bearbeitung der Steuerzeichen für die Setzmaschine.

Die hier angeschnittenen Probleme gehören in den Bereich der Zeichenkettenbearbeitung. Es müssen stets Zeichenfolgen unter bestimmten, häufig sehr komplizierten Bedingungen durch andere Zeichenfolgen ersetzt werden. Solche Probleme lassen sich im Gegensatz zu den herkömmlichen Programmiersprachen mit den knappen, äußerst wirkungsvollen Anweisungen des programmierbaren Dateibearbeitungssystems EDOR vergleichsweise leicht behandeln. Die Programmerstellung und -änderung im Dialog ist einfach und schnell möglich. So erweist sich der EDOR für Formalredaktion von Verlagstexten als vorzüglich geeignetes Instrument.

Diese Möglichkeit der Textbereitstellung über „Verlagsdatenträger" dürfte, wenn sie sich einmal auch vom organisatorischen und verlagsrechtlichen her eingespielt hat, eine wichtige Rolle übernehmen, um den Blinden ein aktuelles und reichhaltiges Literaturangebot zu sichern.

3.4. Autogut — computerunterstützte Gutachtenerstellung

Für die Aufnahmeuntersuchung für den Fachschul- und Fachhochschulbereich müssen pro Jahr etwa 3000 psychologische Gutachten (von etwa 2 Seiten) erstellt werden. Da viele Formulierungen im allgemeinen häufig wiederkehren, bietet sich eine automatisierte Gutachtenerstellung mit Hilfe der EDV an. Da die Gutachten möglichst ein Schreibmaschinen-Schriftbild aufweisen sollen, ist es zweckmäßig, die Schreibmaschinen-Terminals des APL einzusetzen. APL liefert außerdem den Vorteil des Dialogs mit dem Rechner.
Zur Zeit besteht ein Katalog von knapp 1000 Sätzen (sog. Bausteinen). Viele dieser Bausteine haben Lücken („Löcher"), in die ein Wort oder einige Wörter eingefügt werden

müssen bzw. können. Ein Gutachten besteht aus mehreren dieser Bausteine, wobei auch freiformulierte Sätze zwischen die Bausteine gefügt werden können. Soll ein Gutachten geschrieben werden, so gibt man am Terminal die Nummern der gewünschten Bausteine an. Bei Bausteinen mit „Löchern" gibt man zusätzlich Nummern der „Löcher" und den Text, der eingefügt werden soll, an. Es gibt unbedingte und wahlweise Einfügungen.
Die Bausteine für männliche und weibliche Probanden sind gleich. Das Programm modifiziert sie entsprechend der Angabe des Geschlechts des Probanden.
Das Programm formatiert den Text nach anzugebenden Parametern und trennt gegebenenfalls Wörter an in den Bausteinen vorgegebenen Stellen.
Die Eingabe und Änderung der Bausteine und die Eingabe der Teststücke für die Lükken ist dadurch erschwert, daß der APL-Zeichensatz weder über Umlaute noch über Groß- und Kleinschreibung verfügt. Daher werden verschiedene Schreibköpfe verwendet. Da die Zeichen auf den Schreibköpfen i. allg. an unterschiedlichen Stellen liegen, ist eine Codeumschlüsselung notwendig.

AUTOGUT besitzt mehrere Routinen, die folgende Aufgaben übernehmen:

— Eingabe von Bausteinen auf ein APL-File
— Lesen von Bausteinen
— Änderungen von Bausteinen
— Erstellung des Gutachtens und Bereitstellung auf ein File
— Ausgabe des Gutachtens
— Nachträgliche Änderung des Gutachtens

Erste Erfahrungen beim Einsatz dieses Programmpakets zeigten, daß Gutachten in wesentlich kürzerer Zeit verfaßt und geschrieben werden können.

3.5. Modell eines Rechnerverbundnetzes für CUA in der Rehabilitation

Da sich immer mehr Berufsförderungswerke und Berufsausbildungswerke zur Individualisierung und Differenzierung der Ausbildung des Computer-Unterstützten-Unterrichts (CUU) bedienen wollen, ist es notwendig, die technischen Voraussetzungen für den weiteren Anschluß von Datenstationen zu schaffen. Die zur Zeit in der STIFTUNG REHABILITATION vorhandenen Rechner können keine zusätzliche Datenstationen mehr bedienen.
Die Möglichkeiten, das bestehende Terminalverbundnetz bis zu einem Anschluß von 1000 Terminals auszubauen, wurde in einer Studie in technischer und finanzieller Hinsicht analysiert [38].
Aufgrund der Untersuchungen erscheint anstelle eines Terminalverbundsystems mit einem zentralen Großrechner die Zusammenstellung eines leistungsfähigen Rechnernetzes, bestehend aus auf spezielle Problemstellungen zugeschnittenen Computern relativ kleiner Größe (evtl. Prozeß-Rechner) mit einer losen Kopplung zu einem Zentral-Rechner mittlerer Größe am günstigsten.

Es wurden folgende Anforderungen an das Rechnerverbundnetz gestellt:

— Das Rechnernetz ist hauptsächlich für die computerunterstützte Ausbildung vorgesehen.
— Die einsetzbaren Lernprogramme sind und werden in absehbarer Zeit ausschließlich in der Sprache SHARP-APL geschrieben.
— Zur Entlastung der Zentrale soll der größte Teil der zu bewältigenden Aufgaben von den lokalen Zentren durchgeführt werden.
— Für spezielle Anwendungen, Zugriffe auf gemeinsame Daten und ein zentrales Datenbanksystem soll ein direkter Zugriff zum zentralen Rechner bestehen.

Das bedeutet, daß die Satelliten über ein vollständiges APL-PLUS verfügen müssen und auch ausreichend Plattenspeicher-Kapazität bereitgestellt werden muß, so daß der CUU-Betrieb im wesentlichen mit dem Satellitenrechner erfolgen kann.
Neben der Entlastung der Zentrale bringt ein weitgehend selbständiger Betrieb eine er-

höhte Sicherheit gegen Teilausfälle des Verbundnetzes mit sich.
Infolge relativ langsamer Übertragung der Daten zwischen Zentrale und Satellit ist dafür zu sorgen, daß die Übertragung im Hintergrund abläuft und der Benutzer seine Arbeit ungehindert am Terminal fortsetzen kann.
Wollen Benutzer auf die Fähigkeit des zentralen Computers zugreifen, so soll das auch während des lokalen Betriebs der übrigen Terminals möglich sein, d. h. der Satelliten-Rechner wirkt dann für einen Teil des Terminals nur als intelligenter Konzentrator.
Die Beschränkung auf Rechnersysteme, die auf eine bestimmte Anwendung zugeschnitten sind (dedicated systems), schließt nicht aus, die Satelliten so auszulegen, daß sie — allerdings voll unabhängig — auch mit Standard-Software der Hersteller als „General Purpose Computer" betrieben werden können (z. B. für Administration, Schulverwaltung, DV-Ausbildung). Die Allgemeinverwendbarkeit der Basissprache APL bietet aber auch für diese Anwendungen zahlreiche Möglichkeiten.
Da die Anforderungen an die Leistungsfähigkeit der Satelliten und des gesamten Netzes wachsen werden, besteht die Notwendigkeit, ein solches System quantitativ und qualitativ in bezug auf Hard- und Software stufenweise aufzubauen und zu erweitern, und zwar während des laufenden Einsatzes.

Die gegenwärtige Leistungssteigerung und zunehmende Flexibilität der Kleinrechner erlaubt nach entsprechender Anpassung des Modells an die neuesten technischen Entwicklungen leistungsfähige und preisgünstige Hard- und Softwarelösungen zu verwirklichen.

3.6. Aufbau einer Programmbibliothek für statistische Verfahren [12]

Nahezu alle empirischen Wissenschaften bedienen sich zur Überprüfung von Hypothesen oder zu Effektivitäts- und Erfolgskontrollen statistischer Methoden. Beim Einsatz neuerer statistischer Verfahren ist das Hilfsmittel Computer kaum mehr wegzudenken. Man benötigt also nicht nur Kenntnisse über die geeigneten statistischen Verfahren, sondern muß auch über die zugehörigen Computerprogramme verfügen.
Statistische Verfahren werden vor allem in Zusammenhang mit folgenden Fragestellungen benötigt:

Leistungsmessung und Lernerfolgskontrolle
Konstruktion und Auswertung von Einstellungsfragebogen
Konstruktion und Auswertung psychologischer Eignungstests.

Zur Bereitstellung der statistischen Testverfahren wurde eine Programmbibliothek durch Übernahme aus verschiedenen Statistikpaketen und selbstentwickelter Programme aufgebaut.

3.7. Notenbank, ein Programmsystem zum Speichern und Verwalten von Leistungsnoten [31]

Im Berufsförderungswerk Heidelberg befinden sich ständig etwa 1500 bis 2000 Personen zur Berufsausbildung. In jedem Ausbildungsprogramm werden bis zu 10 Fächer unterrichtet. Rechnet man mit 5 Leistungsbeurteilungen pro Fach und Jahr, so ergibt sich, daß jährlich etwa 90 000 Einzelnoten erteilt werden. Bereits diese Zahl legt den Gedanken nahe, die elektronische Datenverarbeitung zur Speicherung und Verwaltung der Leistungsnoten zu nutzen.
Das Hauptproblem stellt bei einer solchen Datenmenge die primäre Datenerfassung dar. Die konventionellen Programmiersprachen erlauben meist nur zentrale Datenerfassung, die in unserem Falle sicher zu schweren Engpässen geführt hätte. Um dieses Problem zu umgehen, wurde die Datenaufnahme dezentralisiert und die Eingabearbeit dem einzelnen Fachdozenten übertragen. Eine solche Strategie ist natürlich nur dann praktikabel und zumutbar, wenn das benutzte Programmsystem folgenden Mindestanforderungen genügt:

— Die Benutzung der Notenbank soll möglichst einfach sein und darf keine DV-Kenntnisse voraussetzen.

GRUPPE:	9999			*AUSBILDUNG:*		*MODELLGRUPPE*
DOZENT:	*STENGELE*			*FACH:*		*A-FACH*
DATUM:	16. 1. 75			*ANZ. KLAUS.:*		3

KLAUSUREN:	1	2	3		
GEWICHTE:	1.0	1.0	0.5	N	ΔN
AMANN	2.3	3.6	2.3	2.8	0.4
CMANN	2.8	2.8	1.9	2.6	0.2
DMANN	3.7	3.1	3.1	3.3	0.2
EMANN	1.0	3.4	3.8	2.5	0.7
FMANN	4.4	4.1	4.2	4.2	0.1
GMANN	1.6	1.2	3.7	1.8	0.5
HMANN	5.1	4.5	3.9	4.6	0.2
IMANN	3.2	1.2	4.1	2.5	0.7
JAEGER	2.7	3.3	1.2	2.6	0.4
JMANN	2.5	2.2	2.4	2.3	0.1
GRUPPENMITTEL:	2.9	2.9	3.1	2.9	0.3
ΔGRUPPENMITTEL:	0.4	0.4	0.3	0.3	0.1

1. 21. 11. 74 *EINGANGSPRÜFUNG*
2. 15. 12. 74 *NOTE VON IMANN AUS NACHKLAUSUR*
3. 28. 12. 74 *PROBEARBEIT MIT HALBEM GEWICHT*

— Dozenten mit DV-Kenntnissen sollen andererseits nicht in ihren Möglichkeiten eingeschränkt werden, wobei dafür gesorgt sein muß, daß keinerlei Sicherheitsschranken durchbrochen werden können.

— Unbefugten soll der Zugriff zur Notenbank generell nicht möglich sein (Datenschutz, Datensicherheit).

— Die Noten sollen platzsparend und für möglichst vielseitige Verwendung bis hin zur Zeugniserstellung zur Verfügung stehen.

Aus diesen und ähnlichen Forderungen entstand das wie folgt beschriebene Notenbanksystem, das in der Dialogsprache APL erstellt wurde.
Jeder Fachdozent besitzt ein eigenes „Notenbüchlein“. Er kann Noten, Gewichtungen und Kommentare eintragen und beliebig ändern sowie Notenlisten, Verteilungen, Ranglisten usw. abrufen. Dieses geschieht mittels einfacher Kommandos. Notwendige Informationen werden im Dialog vom Computer erfragt. Exemplarisch sei das Anfordern einer Notenliste gezeigt. Der Dozent muß dazu lediglich das Wort LISTE eintippen.

In der Ausgabe erscheinen in der Spalte N die gewichteten Mittelwerte (aktuelle Endnoten) und in der Spalte ΔN die Fehler des Mittelwertes.
Jeder Fachdozent hat nur zu „seinen“ Noten Zugriff. Dies gilt auch für APL-Kenner, die allerdings mit ihren Noten frei experimentieren können, da nach Ablaufen eines jeden Programms alle Möglichkeiten des APL zur Verfügung stehen. Personen, die nicht als Berechtigte in der Notenbank eingetragen sind, werden automatisch abgewiesen.

Außer dem Zugriff für Fachdozenten gibt es den privilegierten Zugriff, der im allgemeinen den Abschnittsleitern vorbehalten ist. Privilegierte Personen haben lediglich Zugang zu den aktuellen Endnoten, nicht aber zu den Einzelnoten, Gewichtungen und Kommentaren, die der einzelne Fachdozent vergeben hat. Auf dieser Ebene verfügen privilegierte Personen über ähnliche Möglichkeiten wie Fachdozenten. Beispielsweise

wird mit dem Kommando STAND eine vollständige Notenübersicht für alle Fächer eines gewünschten Ausbildungsprogramms gedruckt.
Die Notenbank wurde in drei APL-Work-Spaces für Fachdozenten, privilegierte Personen und den Notenbankverwalter realisiert. Hinzu kommt eine Anzahl von APL-Dateien. Die Datei „Dozenten" enthält Steuerdaten, die den ordnungsgemäßen Betrieb gewährleisten.

Für jeden beginnenden Kursus wird eine weitere Datei angelegt, deren Name algorithmisch aus der Gruppennummer, der Jahreszahl und Angaben über das jeweilige Rehabilitationszentrum bestimmt wird.

Ein wichtiger Aspekt für eine Datenbank ist der erforderliche Platzbedarf. Normalerweise benötigt eine Dezimalzahl in APL den Platz von 64 Bit. Durch geschickte Verschlüsselung ist jedoch eine Einzelnote in nur 6 Bit untergebracht. Dadurch wurde erreicht, daß der Gesamtplatzbedarf praktisch nur durch die eingespeicherten Namen bestimmt wird.
Ein störungsfreier Betrieb eines solchen Programmsystems erfordert eine verantwortungsvolle Beobachtung durch eine Person, in unserem Fall den Notenbankverwalter. Dieser nimmt die Ein- und Austragung von Teilnehmern, Dozenten und privilegierten Personen vor, pflegt die Programme und verwaltet die Datenfiles. Das Notenbanksystem hat sich im Einsatz bewährt.

4. Schlußbemerkungen

Um die Informatik wirkungsvoll in der Rehabilitation einsetzen zu können, müssen im Vorfeld des Datenverarbeitungseinsatzes die dargelegten Voraussetzungen erfüllt werden.

Die sinnvolle Nutzung der Datenverarbeitung bedingt die Präzisierung der Aufgabenstellung und die Einführung eines Projektmanagements.
Die Festlegung der Aufgabenstellung ist Aufgabe der Organe und der Fachdienste innerhalb von Organisationen. Ob und wie die maschinelle Datenverarbeitung für spezielle Aufgaben zweckmäßig eingesetzt werden kann, muß in Zusammenarbeit von Fachspezialisten und Informatikern gemeinsam untersucht werden. Hierbei wird der Informatiker zum Berater und Impulsgeber für eine sachgerechte Darstellung der Problemstellungen, die eine Abbildung durch Algorithmen oder in Datenmodellen erlaubt. Die sachlogische Analyse eines Teilsystems, bzw. Sachverhaltes kann jedoch nur vom Fachspezialisten vorgenommen werden. Der Aufwand dafür übertrifft nicht selten den Aufwand für die Lösung der datentechnischen Aufgaben. Eine Kosten- und Nutzwert-Analyse ist deshalb notwendig.
Es ist gelegentlich zu beobachten, daß die Vorstellungen des Benutzers über die heutigen sinnvollen Möglichkeiten der maschinellen Datenverarbeitung falsch sind und die Konsequenzen — personelle, organisatorische und funktionelle Veränderungen im Fachbereich — nicht rechtzeitig in voller Tragweite erkannt und entsprechend vorbereitet werden. Nur die praktische Verwirklichung sinnvoller DV-Anwendungen kann zu einer Veränderung dieser Vorstellungen führen.

DV-Anwendungen müssen mit den Handlungszielen in Übereinstimmung gebracht werden. In diesem Zusammenhang sei zum Schluß nochmals vermerkt, daß die Informatik kein Allheilmittel zur Bewältigung unserer Daseinsvorsorge und zur Verminderung unserer gesellschaftlichen Probleme ist. Die Verwirklichung von Problemlösungen mit Informatikinstrumenten ist nur ein Aspekt unter vielen.

Literatur

1. Augsburger, W.: Computer im Bildungswesen heute und morgen. Heidelberg: STIFTUNG REHABILITATION 1972.
2. Augsburger, W., Berger, H.: APL und CUU. Heidelberg: STIFTUNG REHABILITATION 1974.
3. Augsburger, W.: Projektbericht. Demonstration eines effizienten Computereinsatzes zur Optimierung des Lernprozesses in einem ge-

schlossenen Ausbildungsgang DV-B 5209. Heidelberg: STIFTUNG REHABILITATION 1974.

4. Berger, H., Dilly, W., Schell-Haungs I.: Das CUU-Vorhaben DVBV 320. Heidelberg: STIFTUNG REHABILITATION 1975.
5. Berger, H., Dilly, W.: Abschlußbericht DVBV 320 (Zusammenfassung). Heidelberg: STIFTUNG REHABILITATION 1976.
6. Boll, W.: Beitrag der Stiftung Rehabilitation zum Bericht der Bundesregierung vom 2. Januar 1976 an den Deutschen Bundestag. Heidelberg: STIFTUNG REHABILITATION 1976.
7. Broesamle, C., Lehmann, U.: Texterfassung für den Blindenbuchdruck mit Schreibmaschinen. Heidelberg: STIFTUNG REHABILITATION 1976.
8. Deym, A. von: Organisationsplanung. Berlin/München: Siemens 1974.
9. Dilly, W., Rossrucker, K., Krüger, H., Schell-Haungs, I.: Zur Bewertung von CUU-Übungsprogrammen. Heidelberg: STIFTUNG REHABILITATION 1974.
10. Ferber, Chr. von: Integration durch Informationssysteme im Bereich der sozialen Leistung. IBM Nachrichten **25**, 232 – 239 (1975).
11. Fendt, W. E.: Anschluß eines Informationssystems in APL an CUU-Programme. Heidelberg: STIFTUNG REHABILITATION 1976.
12. Flöser, A.: Biplots und ihre Realisierung. Heidelberg: STIFTUNG REHABILITATION 1976.
13. Jochum, I.: Benutzung von Datenbanken im Fachbereich Psychologie des RZN. Heidelberg: STIFTUNG REHABILITATION 1975.
14. Kaier, E.: Lernen nach Programmen in der Computer-Unterstützten-Ausbildung (CUA). Heidelberg: STIFTUNG REHABILITATION 1975.
15. Kaier, E.: Zur Organisation des Computer-Unterstützten-Unterrichts (CUU). Heidelberg: STIFTUNG REHABILITATION 1974.
16. Kaier, E.: Anwendungsformen der Computer-Unterstützten-Ausbildung (CUA). Heidelberg: STIFTUNG REHABILITATION 1975.
17. Kaier, E., Lampl, G., Rost, W.: Anforderungen an CUA-Programme. Heidelberg: STIFTUNG REHABILITATION 1975.
18. Kaier, E.: STATFALL. Übungseinheit zur statistischen Auswertung vom Problemfällen. Heidelberg: STIFTUNG REHABILITATION 1975.
19. Koreimann, D. S.: Systemanalyse. Berlin-New York: Walter de Gruyter 1972.
20. Krauth, H.: Optimierungen und Modifikationen in einer Verrechnersoftware. Heidelberg: STIFTUNG REHABILITATION 1975.
21. Krauth, H., Fendt, W. E.: Schnittstellenuntersuchungen Datenaustausch APL-BS2000. Heidelberg: STIFTUNG REHABILITATION 1975.
22. Krauth, H.: Probleme der Datenverarbeitung im Computer-Unterstützten-Unterricht. Heidelberg: STIFTUNG REHABILITATION 1975.
23. Küppers, H. J.: Forschungsvorhaben Blindenschrift-Drucktechnik. 1. Zwischenbericht. Heidelberg: STIFTUNG REHABILITATION 1974.
24. Küppers, H. J., Broesamle, C., Harres, M., Glitsch, H., Rieder, E.: Blindenschrift-Drucktechnik. 2. Zwischenbericht (1974). Heidelberg: STIFTUNG REHABILITATION 1975.
25. Küppers, H. J.: Blindenprojekt. Abschlußbericht (Übersicht). Heidelberg: STIFTUNG REHABILITATION 1976.
26. Lassar, G. N., Berger, H.: APL-Graphplot für Datensichtstationen. Heidelberg: STIFTUNG REHABILITATION 1975.
27. Lindemann, P.: Unternehmensführung und Wirtschaftshypernetik. Neuwied/Berlin: Luchterhand 1970.
28. Lindemann, P.: Management — Informationssysteme. Neuwied/Berlin: Luchterhand 1972.
29. Sachsee, H.: Reflexionen über die Technik. Berlin/München: Siemens AG, 1973.
30. Schell-Haungs, I., Lampl, G.: Bausteine in APL. Heidelberg: STIFTUNG REHABILITATION 1976.
31. Specht, J., Stengele, R.: Notenbank: Ein Programmsystem in APL-PLUS zum Abspeichern von Leistungsnoten in einer Datenbank. Heidelberg: STIFTUNG REHABILITATION 1974.
32. Stachowiak, H.: Allgemeine Modelltheorie. Wien-New York: Springer 1973.
33. Stegmueller, W.: Erfahrung, Festsetzung, Hypothese und Einfachheit in der wissenschaftlichen Begriffs- und Theorienbildung. Berlin-Heidelberg-New York: Springer 1970.
34. Steinhauer, H.: Structure of an Inf.-Doc.-System and its Realization as an Experimental System in APL-Plus. In: APL-75, Proceedings of the APL-Congress in Pisa. New York: ACM 1975.
35. Wedekind, H.: Datenbanksysteme I. Reihe Informatik/16. Mannheim/Wien/Zürich: Bibliographisches Institut 1974.
36. Wiedemann, E.: Die Medizin in der beruflichen Rehabilitation. Standortbestimmung und Zukunftsprojektion. Berlin: Medicus 1970.
37. Auf dem Weg zur umfassenden Rehabilitation. Heidelberg: STIFTUNG REHABILITATION 1974.
38. Möglichkeiten eines Terminalverbundsystems für CUA in der beruflichen Rehabilitation (Vorstudie). Heidelberg: STIFTUNG REHABILITATION 1974.
39. Jahresstatistik 1974. Heidelberg: STIFTUNG REHABILITATION 1975.

Sachverzeichnis

Arbeitsplätze, technische Anpassung 62
Architektur, behindertengerecht 14, 60

Behinderung 5
Behinderungsart, technische Problematik 60, 61
Behinderungsauswirkungen 17
Behinderungsauswirkung, technische Problematik 60, 61
Behinderungsfolgen 17
Beratungsdienste, Qualifizierung 13
Berufliche Eingliederung 58
Berufliche Rehabilitation 4, 21, 54, 55
— —, Ausbildungssysteme 54, 55
— —, Berufsqualifikation 54, 55
Berufsberatung 56
Berufsbildung behinderter Erwachsener 57
— Jugendlicher 56
Berufsbildungswerke 56
Berufsforschung 55
Berufsinformation 56
Berufssituation Behinderter 46
Berufs- und Lebensvorbereitung 54
Berufswahl 56
Bewertung von Behinderungen 36
Bildungsorganisation, differenziertes Bildungssystem 53

Computereinsatz, schulische und berufliche Rehabilitation 71
Computerunterstützte Gutachtenerstellung 93
Curativ-medizinische und rehabilitative Aktivitäten, Schema 5
Curriculumentwicklung, Erziehungs- und Bildungsziele 53

Datenbanken 87
Diagnoseprozesse, inputvariable 86
Diagnostisches Instrumentarium 29
Dokumentation, technische Problemlösungen 64

EDV im Blindendruck 92
Eignungstests 20
Eingliederung, soziale und berufliche Integration 22
Einstellungs- und Verhaltensänderung 27
Ergonomie und Rehabilitation 42
Erziehungswissenschaften, Pädagogik in der Rehabilitation 50

Früherkennung und Frühbetreuung 19
— Frühförderung 52

Gesamtsysteme, Teilsysteme der Rehabilitation, Darstellung 83
Gesprächstherapie, nicht-direktive 27
Gesundheitserziehung 14
Gruppentherapeutische Verfahren 28

Informatik, Forschungsergebnisse 88, 89
Informatik und Gesellschaft 67
— Rehabilitation 66
Informationsprozesse 85
Instrumente der Informatik 66, 69

Klinische Psychologie, Rehabilitationspsychologie, Abb. 20
Kommunikationsstörungen, Konflikte 22
Kompensationsmöglichkeiten 19

Lebenssituation Behinderter 44
Lehrfunktion der Soziologie 32
Lehr- und Lernprozesse 58
— —, Evaluation 58
— —, Gestaltung 58
— —, Kontrolle 58
— —, Planung 58
Lernorganisation 55
Lernorte 55, 56, 57
Lernziele 55
—, fachliche 55
—, überfachliche 55

Medien, apersonale 56
Medizinische Funktionen in Rehabilitationseinrichtungen, Schema 8
— Rehabilitation 4
Medizinpsycho- und Soziologie 40
Medizinsoziologie 44
Medizin und Rehabilitation 1
Methoden, Instrumente der Informatik 72
Methodische Gesprächsführung 19

Notenbank, Programmsysteme 95

Öffentlichkeitsarbeit 12
Organisationsstrukturen von Rehabilitationseinrichtungen 33

Pädagogik und Rehabilitation 50
Pädagogische Problemsituationen, generell, individuell, institutionell 51
— Psychologie 29
Persönlichkeitsdiagnostik 25
Präventivmedizin 7

Psychodiagnostik, berufsbezogene und funktionsbezogene Diagnostik 23
Psychologie und Rehabilitation 17
— Sonderpädagogik 21
Psychologische Diagnostik 19
Psychotherapeutische Hilfen zur Problembewältigung 21
Psychotherapie 26

Rechnerverbundnetz für CUA, Modell 94
Rehabilitation, Begriff 3, 16, 50
Rehabilitationsablauf, Flußdiagramm 17
Rehabilitationseinrichtungen 7
Rehabilitationshilfen, technische 60, 62
—, Fortbewegung und Transport 60, 62
—, häuslicher Bereich 60, 62
—, Kommunikation 60, 62
—, Sport und Freizeit 60, 62
Rehabilitations-Indikation 2
Rehabilitationskrankenhäuser 13
Rehabilitationsplan 5
Rehabilitationsprozeß 9
Rehabilitationsprozeß, Begriff 5
Rehabilitationsstatistik 14
Rehabilitationsvorbereitung 18, 20
Rehabilitationsziele 36
Rolle des Arztes 2

Schädigung 5
Schule und Rehabilitationsprozeß 51
Schulische Bildung 52
Schulpsychologischer Bereich 20
Schulsysteme 52
Simulationsmodelle und Datenbanken 71
Sonderpädagogik, Sonderschullehrer 33
Sozialarbeit, Sozialpädagogik 34
Soziale Rehabilitation 4
Sozialisation 22
Sozialisation 45
—, berufliche 45
—, frühkindliche 45
—, schulische 45
Sozialpsychologie, Soziologie der Behinderungen 31
Sozialisationsprozesse 38
Sozialisationstechniken 16
Sozial- und arbeitspsychologische Eingliederungshilfen 18
Soziologie in Medizin-Ausbildung 34
Soziologie und Rehabilitation 30
Steuerung sozialer Prozesse, Informatik 69
Stundenplanerstellung, DV-Anwendung 77
Systemansatz der Pädagogik 50
Systematik, technische Probleme in der Rehabilitation 60
System gesundheitlicher Versorgung, Funktionsschema 10
System-Rehabilitation, Darstellung 6
Systemrehabilitative Versorgung, Diagramm 11

Technik und Rehabilitation 60

Umwelt, Bauwesen, Städtebau, Verkehr, Gebrauchsgüter 63

Verhaltenspsychologische Modelle 25
Verhaltenstherapie 27
Vermittlung von Einsichten in gesellschaftliche Verhältnisse 30

Zuweisungskriterien zu sonderpädagogischen Einrichtungen 52
Zuweisungsmechanismen, Selektionskriterien im Rehabilitationssystem 31, 37

Rehabilitation und Prävention

Heidelberg: Stiftung Rehabilitation

Band 1

S. KLEIN-VOGELBACH, Basel, Schweiz

Funktionelle Bewegungslehre

147 Abbildungen und 1 Ausklapptafel. XV, 172 Seiten. 1976.
DM 32,—; US$ 14.10
Mengenpreis ab 20 Exemplaren
DM 26,60; US $ 11.30
ISBN 3-540-07652-2

Band 3

H. J. FICHTNER, Neckargemünd

Berufliche Rehabilitation bei Erkrankungen des Haltungs- und Bewegungsapparates

5 Abbildungen, 64 Tabellen. Etwa 100 Seiten. 1977
DM 28,—; US$ 12.40
ISBN 3-540-08233-6

Inhaltsübersicht: Die Behinderung – Multifaktorielle Probleme innerhalb unserer Leistungsgesellschaft. – Umfassende Rehabilitation – Aufgaben medizinischer, beruflicher und sozialer Fachdienste. – Berufliche Rehabilitation – Berufliche Qualifikation bei Erkrankungen des Haltungs- und Bewegungsapparates am Modell des Berufsförderungswerkes Heidelberg. – Diskussion.

Erkrankungen der Stütz- und Bewegungsorgane stehen in der ärztlichen Praxis, in Kliniken und Rehabilitationszentren an vorderster Stelle. Dementsprechend ist der Prozentsatz rehabilitationsmedizinisch-orientierter Bemühungen hoch, die Notwendigkeit interdisziplinärer und interfakultativer Zusammenarbeit zwingend. Bei über 3000 Behinderten wird die Situation der beruflichen Rehabilitation, die Differenzierung einzelner Behinderungsarten, Schadenseintritt und -folgen, Standort in der Ausbildung, besondere Problemstellung und Rehabilitationsprognose dargestellt. Umfang und Qualität notwendiger personeller und technischer Hilfen sowie Mindestvoraussetzungen für eine gemeinsame Arbeit medizinischer, beruflicher und sozialer Fachdienste werden programmatisch aufgeführt.

Springer-Verlag
Berlin
Heidelberg
New York

Preisänderungen vorbehalten